名老中医临证丛书

崔国强临证经验集

崔国强　主编

中医古籍出版社

Publishing House of Ancient Chinese Medical Books

U0304678

图书在版编目（CIP）数据

崔国强临证经验集 / 崔国强主编 . — 北京：中医古籍出版社，2019.11

（名老中医临证丛书）

ISBN 978-7-5152-1664-5

Ⅰ . ①崔…　Ⅱ . ①崔…　Ⅲ . ①中医临床—经验—中国—现代　Ⅳ . ① R249.7

中国版本图书馆 CIP 数据核字（2019）第 050380 号

名老中医临证丛书：崔国强临证经验集
崔国强　主编

责任编辑		张　磊
封面设计		水日方
出版发行		中医古籍出版社
社　　址		北京市东城区东直门内南小街 16 号（100700）
电　　话		010-64089446（总编室）010-64002949（发行部）
网　　址		www.zhongyiguji.com.cn
印　　刷		北京博图彩色印刷有限公司
开　　本		787mm×1092mm　1/32
印　　张		6.25
字　　数		110 千字
版　　次		2019 年 11 月第 1 版　2019 年 11 月第 1 次印刷
书　　号		ISBN 978-7-5152-1664-5
定　　价		30.00 元

编委会

我的中医生涯——学生代自序

一个出生普普通通农民家庭的我，才疏学浅，没有任何社会背景，没有过人的聪明才智，只有勤奋好学、努力拼搏、向上进取、刻苦好学的精神，"文革"后恢复高考的第一年（1977年）考入白城卫校中医专业，有幸成为恢复高考后的第一批中医学子。我带着自豪，带着希望和梦想，走进了中医的大门，踏上了学医之路，开始了我的中医生涯。

在这短暂的三年学习生活中，我和同窗好友们一起刻苦钻研，扎实地掌握了中医基础理论知识，领悟到中医药学源远流长，历数千年，风雨不衰，光华依然。究其典籍，浩如烟海，览其药物，成千上万，历代名家，辈出不穷，沧桑岁月，大浪淘沙，千锤百炼，去芜取精，形成了一套独具特色的医学体系。中医中药，博大精深，蕴藏着极为丰富的防治疾病的经验。课堂上我把老师讲过的基础知识融会贯通，课后认真学习古典医籍，充实的校园学习生活为自己打下了良好的中医基础。

白城卫校毕业后我被组织分配到洮南市煤窑乡卫生

院，做了一名普通的医生。学成归来，在实践的土壤中施展技能；告别师友，在筑集的路上砥砺前行。我以前辈为师，勤学多问，带着梦想，在中医的领域里扬帆起航。

1988 年，我被调到洮南市中医院任骨伤科主任。在临床工作中，我大胆探索，勇于实践，勤学奋进，夜以继日，得到广大患者的信赖和赞扬。上承古人遗风，拜先辈为师学艺，我认真学习中医中药知识，努力吸取其精华，以理论指导临床实践，熟读《黄帝内经》《医宗金鉴·正骨心法》《医林改错》《外台秘要》等经典医著，把王清任的五大逐瘀汤广泛应用到骨伤、骨病的治疗中。治学寻踪，即溯流讨源。我通过研究前人治学的道路和方法，加以科学的概括和总结，此举之积极成果，可作为青年中医治学之借鉴。"转益多师是汝师"，在三十多年的临床工作中，我与西医同道朝夕相处，同身病榻，救治疑难重症，因而敬佩西医之当行出色，妙手回春，又目睹其心长力短，左支右绌，自观中医之术，又何必不如是哉！可见中西医学各有短长，应取长补短，发挥各自的优势。我认为青年中医应有选择地学习、研究西医学长处，并为我所用，切莫妄自菲薄，以西医取代中医。

不为良相，但为良医，手持仁术，胸怀仁心，心系患者。在临床工作中，我体验到业精于勤的治学精神和诲人不倦的仁心之德，吸取古人的学术精华，在中医从业生涯中我仿佛体会到一股灿烂之光洒来。在担任骨伤科主任期间，我大胆探索，勇于实践，把病区的工作作为自己学习的课堂，几十年坚持每天查房，节假日从未休息过。要成为一名优秀的医生，不仅要有精湛的医疗技术，为患者除病痛，还要拥有良好的医德，让生命得以敬畏，每个医生都要秉承"大医之心"，行大医之道，以救死扶伤为己任，全心全意为广大患者服务。做一名好医生，首先要树立全心全意为人民服务的思想，要有高度的同情心、责任感。医德不光是愿望，更是一种行动，这个行动要贯穿医疗的全过程，贯穿医生的整个医疗生涯。作为人民心中敬仰的白衣天使，自己肩上的责任重大，爱心、耐心、细心、责任心，这些都是我们作为一名优秀医务人员所必须具备的品质。帮助病人，温暖病人，是我们的责任。医学是最具人文精神的学科，医生是最富含人情味的职业。中医是国粹是灵魂，现代医学也不可以偏废，应中西并存，中医中药治疗贯穿整个医疗过程。几十年的临床工作，我带出了一批又一批优秀的中医人才。

　　时间是一条漫漫的长河，无论是创意的辉煌，还是平淡的生活，都是别在时间里的一枚发卡。岁月不会使辉煌蒸发，时间不会使记忆风化，岁月里留下了中医的爱痕。我从一名普通中医做起，1984年担任洮南市煤窑乡卫生院院长，1988 年担任洮南市中医院骨伤科主任，1998 年任洮南市中医院业务副院长。在我的带领下，我院骨伤科 2003 年被吉林省中医药管理局确定为"中医重点建设专科"，2013 年被国家中医药管理局确定为"重点建设专科"。我本人于 2008 年被评为"吉林省经济技术创新标兵"，同时荣获"五一劳动奖章"，2009 年被白城市卫生局授予"白城市名中医"称号，2009 年 12 月被吉林省中医药管理局确定为吉林省第一批名老中医药专家学术经验继承指导老师，2014 年 12 月被吉林省中医药管理局授予"吉林省名中医称号"，2015 年 12 月被国家中医药管理局授予"全国基层名老中医药专家传承工作室专家"，2016 年被白城市委评为"模范党员"。多年来我先后撰写省级、国家级论文 10 余篇，获省科技成果奖 3 项。

　　这一切都是中医事业给的我力量，几十年来在中医崎岖的山路上攀登，没有感到一丝的疲倦，是中医事业炼就了我的品质、意志。三十余年的中医生涯，有苦有乐，有得有失，欣慰的是这几十年我没有虚度时光，浪费光阴。今天我把多年来临床经验整理成书，是对中医事业的一点点贡献，也是自己将多年来的辛勤汗水做出的一点点成绩向同仁们做的汇报，但愿能为发展中医事业做出点滴贡献，为中医师承工作尽微薄之力。

目　录

第一章 医论

"肝主筋、肾主骨"在骨科临床上应用的意义

筋骨是肝肾之外合，有"肝之合筋也"与"肾之合骨也"的说法。盖肝者为藏血与调血的重要脏器，在正常的情况下，肝脏通过筋的作用主动为握，一旦肝藏血作用发生障碍，易使风自内生；外风过亢，也能伤肝。这两种致病因素，都能使筋的活动能力失常，呈现抽筋挛急或痿软无力等病理现象。故《素问·阴阳应象大论》云："肝生筋在变动为握……风伤筋。"又《素问·痿论》云："肝主身之筋膜……筋膜干则筋急而挛，发为筋痿。"即是说在无病的状态下，肝血能濡润营养筋骨，而肢节"能步""能握""能摄"，一旦肝病，则筋病丛生，如筋痿、筋软、筋挛等等。不仅如此，就人体来讲，凡一切行走坐卧的活动能力，与筋的充盛与否有着密切的关系，故"疾走伤筋""肝厥好卧"，说明肢体的运动大部分取

决于筋的机能是否正常。而筋的机能又是通过肝脉来营养的，所以伤科临床特别强调：柔肝以养筋，活血和血以舒筋，补血养血以续筋，这是具有重要意义的。

肾藏五脏六腑之精气，其充在骨。无疑肾当主骨，因为肾贯脊骨而生髓，肾又为先天之本，主藏精气，而着于骨髓，骨髓充盈于骨空之内，反过来营养骨体，以促其发育壮实。所以说，骨的发育成长是否正常是由肾之精气的盛衰来决定的。如《素问·逆调论》云："肾不生，则髓不能满。"说明肾与骨髓的关系甚为密切。故有些患腰脊伛偻不能举动和两足痿软不能支持身体的伛偻病，中医认为其因在于"肾气热，则腰脊不举……热舍与肾。肾者水藏也，今水不能胜火，则骨枯而髓虚，故足不能任身，发为骨痿"。在治疗时，就必须"滋阴补肾，益精充髓"，采用壮水制火的药物，即"肾合骨""肾生骨髓"之意。

骨折与筋伤虽不是因气动而病生于外，而是外受突来暴力所致的伤害，然与内在的骨不健康也有着密切关系。从一般伤科学相关书籍所记载的年龄、体质与疾病等作为骨折的诱因来看，完全可以证实这一点。如遭受同一暴力之青壮年与老年人的发病率就不一样，老年人易出现股骨颈骨折、桡骨远端骨折等。又如体质健壮与久病体弱，肝肾之精气不充盛的人（软骨病、骨髓炎等患者）相对比，则后者遭受轻度外力即易发生骨折或脱臼。因此，骨伤科临床上"补肾益精、填髓充骨、固本培元"的治疗法则，尤为重要。

骨伤科"动静结合"的学术概念

骨伤科"动静结合"这一学术概念，是处理骨、关节损伤的基本原则，如能够很好地应用，可促进骨折愈合及关节和筋肉的功能早期恢复，达到骨折愈合、功能恢复并进的目的。然而如何才能做到恰当的结合，其范围和方法是怎样的，却是值得探讨的。对此，崔国强主任就个人临床体会认为：

一、骨伤科治疗学上的"动"与"静"是不可分割的两个对立的统一，绝不是单单强调动或静的某个方面，应当有机地紧密联系起来。

二、动静结合的范围也是比较广泛的，如患肢关节、骨折断端，以及患者全身均需"动静结合"。

三、在"动静结合"方法的运用上，应当掌握恰当的时机，及时鼓励有利的动，限制不利的动，加强有利的静，限制不利的静。必须特别注意，临床应根据具体情况，二者适当地结合起来，才符合祖国医学伤科传统"动静结合"疗法的基本精神。

唐代伤科专书《仙授理伤续断秘方》中记载："凡曲转手腕与脚凹之类，要转动，用药贴，将绢片包之，后时时运动，或屈或伸，时时为之方可。"这种处理筋骨损伤的"动静结合"观，现在大多数中医伤科在治疗上已不再沿用，而多是采取一次整复、固定的治疗方法。实际上，固定一定时间后，应在骨折周围进行轻度的按摩理顺，加速血液循环，以利用骨折局部营养的补给，进行矫正残余移位，促进初步连接（即骨断端具体的"动静结合"）。然后进一步对邻近骨折部位的关节进行一些有限的被动或自动伸屈活动，以防愈合后肌肉萎缩、关节强直之虞。当骨折逐渐愈合，在不影响断骨连接、稳定的条件下，有意识地鼓励患者做力所能及的全身活动（如离床练功等），特别是进行患肢的功能锻炼，加强肌力，活利关节，并使患肢适当持重，直至功能完全恢复为止。这种在治疗过程中，既注意"静"又注意"动"的指导思想，是中医伤科治疗学的基本特点，即：

（1）贯彻"流水不腐，户枢不蠹"的原则，体现了

"动"是绝对的，"静"是相对的哲学原理。

（2）通过"动"与"静"的适当结合，以增进全身和局部循环，达到祛瘀生新、舒经活络、促进骨痂形成及骨折迅速愈合的目的，同时又可防止肌肉萎缩、关节强直，并加速肢体功能的恢复。

对王清任及其学术思想的研究

王清任是我国清代著名的医学家，著有《医林改错》一书。他敢于疑古，勇于创新，重视实践，对我国解剖学和临床医学有重大贡献。崔国强主任从事中医骨伤临床三十余年，深受《医林改错》影响，对王清任及《医林改错》领略颇深，"尊古而不泥古，继承不忘创新"是其治学之本。以下是崔国强主任对王清任学术思想的研究及《医林改错》在中医骨伤临床应用上的心得。

一、王清任简介

王清任（1768—1831），又名全任，字勋臣，清代直隶省（今河北省）玉田县人。他从少年时期开始学医，由于学习刻苦，很快就精通了医学理论，医术也很高明。

他开过药铺,对许多药物的性味、功用都很熟悉。王清任根据自己丰富的实践经验,对疾病的病因、病理有独到的见解,是富有革新精神的解剖学家与医学家。

二、王清任对医学的贡献及其思想

(一)认为人体解剖学对医学的意义重大,并通过解剖实践观察对前世医家的错误做了改正和补充

王清任提出"业医诊病,当先明藏府",否则"本源一错,万虑皆失";"治病不明藏府,何异于盲人夜行",认为古医书中关于人体记述错误不少,并多次到疫病暴死者乱葬岗和死刑场观察人体内脏结构,于1830年著成《医林改错》一书,附图25幅。他首先记载了人体腔由隔膜分为胸、腹两腔,而非古书图中所绘两个隔膜,三个体腔——三焦;改正了古图中肺有六叶两耳二十四管的错误,"两大叶,肺外皮实无透窍,亦无行气之二十四孔";他认为肝有四叶,胆附于肝右第二叶,纠正了古图肝为七叶的错误,其关于胰腺、胆管、幽门括约肌、肠系膜等的描绘更符合实际。他精辟论证了思维产生在脑而不在心,"两耳通脑,所听之声归于脑……两目系如线,长于脑,所见之物归于脑……鼻通于脑,所闻香臭归于脑……"这些看法都与现代解剖学

及生理学看法相近。

当然，由于当时条件所限，他的一些观点难免有误，如心脏左、右颈总动脉的分布，由于系在尸体所见，误认为动脉为行气的管道等，这或许也是后人所说"《医林改错》，越改越错"的原因。

（二）对气血理论做了新的发挥，主张"治病之诀要，在明白气血"

王清任认为气与血皆为人体生命的源泉，但同时也是致病因素。不论外感内伤，对于人体的损伤，皆伤于气血而非脏腑。气有虚实，实为邪实，虚为正虚；血有亏瘀，亏为失血，瘀为阻滞。他认为瘀血是由于正气虚，推动无力造成的，故血瘀证皆属虚中夹实。

（三）丰富了"逐瘀"与"补气"之法。

逐瘀与补气之法早在《黄帝内经》之中就有记载，而王清任在前人的基础上，丰富了这方面的内容。关于"逐瘀"，他认为许多病是由于血液流通不畅引起的。血液不流畅，瘀积在某个器官或血管里，就影响了周围组织的生理功能，引起疾病。关于"补气"，他认为气有虚实，实为邪实，虚为正虚；血有亏瘀，亏为失血，瘀为阻滞，瘀血是由于正气虚，推动无力造成的，故血瘀证皆属虚中夹实。故其倡导"补气活血"和"逐瘀活血"两大法则，这就是著名的"瘀血说"。王清任并据此研究出一些方剂，除"通窍活血汤"外，还有"血府逐瘀汤""膈下逐瘀汤""补阳还五汤"等，临床疗效颇佳。

虽然后世医家对王清任及《医林改错》褒贬不一，但王清任肯于实地观察，亲自动手的精神值得肯定。王清任为后世医者留下了宝贵的资料，在瘀血证的立法及方剂的创立、发扬和革新方面有着很高的学术价值。

"补气活血""逐瘀活血"在中医骨伤临床上的应用

《医林改错》阐述的"补气活血""逐瘀活血"两大法则，对中医骨伤临床具有重要意义。气与血皆为人体生命的源泉，但同时也是致病因素。人体的损伤，皆伤于气血而非脏腑。气有虚实，实为邪实，虚为正虚；血有亏瘀，亏为失血，瘀为阻滞。瘀血是由于正气虚，推动无力造成的，故血瘀证皆属虚中夹实。中医骨伤临床所遇病例大多由外伤引起，崔国强主任精研"补气活血"

和"逐瘀活血",领其奥义,并应用于中医骨伤临床,并取得满意疗效。

崔国强主任认为,骨伤科疾病多因各种创伤性因素引起皮肉、筋骨、脏腑等组织结构的损害,及其带来的局部和全身性反应。发病初期,以皮伤、肉创、骨折、骨肉皆断离为主,气血离经,离经之血即为瘀血。此时尚无气虚的表现,所以骨伤科疾病早期病情稳定后,治疗应以"逐瘀活血"为主。久病体虚,多数骨伤科疾病和某些骨科常见病、多发病到了中后期,虽然仍有血瘀之象,但此时多数已表现出一定"气虚"证候,此时治疗应以"补气活血"为主。此外,"补气活血"和"逐瘀活血"的应用还受患者年龄、性别、体质、季节、发病原因等综合因素影响,故在"活血"的时候不能简单地一味"补气"或者"逐瘀",应根据具体情况,合理应用"补气"与"逐瘀"。

痹证源流考略

许多中医骨病皆属"痹证"范畴,而痹证可分为行痹、痛痹、着痹、热痹。现将各种痹证源流考略如下。

一、行痹

首见于《素问·痹论》："风寒湿三气杂至，合而为痹也，其风气胜者为行痹……""粗里而肉不坚""风寒湿三气杂至"为行痹基本病机。该篇介绍了针刺治疗行痹的方法，并指出"风气胜者""其人易已"，阐明了预后转归。

明代以前，许多医籍中有"行痹"或"风痹"称谓，但概念有的与《黄帝内经》"行痹"同，有的则泛指风湿病。如东汉张仲景在《金匮要略》中提出了风湿、历节的病名，根据其描述的临床特征，应与行痹有一定关系，治疗方剂乌头汤等至今仍在临床应用。唐代孙思邈的《备急千金要方》对行痹的症状做了较为详细的描述，并针对预后指出，风胜者则易愈；如痹病日久，可变生他症，甚至损伤内脏而危及生命。宋代《圣济总录》对行痹的病因、症状及治疗也有较详细的记载："风为阳邪，善行数变，故风气胜者为行痹，其证上下左右无所留止，随其所至气血不通是也。治法虽通行血气，宜多以治风之剂"，并首载治行痹之方——防风汤。明清医家在总结前人经验的基础上对痹证的探讨更为广泛，对行痹也有更深入的研究。如《普济方》收录了诸多治痹方剂，其中防风汤、三痹汤、增味五痹丸、一醉散等均为治行痹之方。《景岳全书》将风痹单列一门，对病名、病机、辨证、治法、方药均有论述。《医宗必读》在治疗上主张行痹以散风为主，佐以祛寒利湿，参以补血之剂，明确提出"治风先治血，血行风自灭"的观点，为后世医家所推崇并有所阐发。《金匮翼》在行痹一节中，对行痹的病因病机、症状、治法及方药进行了概括。《杂病源流犀烛》对行痹的兼并转化论述较详，《类证治裁》对各种痹证进行了鉴别，描述行痹的辨证与治疗较详。

近现代医家对行痹的病因、病机及治则治法的观点大致相同，认为行痹为卫阳不固，风邪入侵所致，以肌肉、筋骨、关节游走性疼痛为特征，治当以祛风通络、养血和营为主。

二、痛痹

《黄帝内经》对痛痹已有精辟的论述。《素问·痹论》曰："风寒湿三气杂至，合而为痹也……其寒气胜者为痛痹。"《素问·举痛论》指出："寒气客于经脉之中，与炅气相薄则脉满，满则痛而不可按""寒气客于脉外则脉寒，脉寒则缩蜷，缩蜷则脉细急，细急则外引小络，故卒然而痛"，进一步阐明寒主收引凝滞，致经脉缩蜷细急拘挛而发急性疼痛。明代张景岳进一步指出，痹者属阴属寒者为多。《外台秘要·卷十四》在痹证、历节病之外，另立白虎病名："白虎病者，大多是风寒暑湿之毒，因虚而致……蓄于关节之间，或在四肢，肉色不变，其疾昼静而夜发，发则彻骨，痛如虎之啮，故名白虎之病也。"亦有将痛痹称为"历节""白虎历节""痛风""骨痹"等者。如《景岳全书·杂证谟·风痹》载："历节风痛……三气之邪偏历关节，与气血相搏而疼痛非常，或如虎之咬，故又有白虎历节之名。"《杂病源流犀烛·六淫门·诸痹源流》载："白虎历节风，痛痹之一症也，以其痛循历遍身关节，故曰历节。以其痛甚如虎咬，故曰白虎历节。"《杂病广要·历节》载："历节，即行痹、痛痹之属。唐人或谓之白虎病，宋人则联称白虎历节风，又称痛风。"《医宗必读》认为"骨痹即寒痹、痛痹也，痛苦切心，四肢挛急，关节浮肿"，并对痛痹治疗原则做了很好的概括，指出"治痛痹者，散寒为主，疏风燥湿乃不可缺，大抵参以补血之剂，非大辛大温，不能释其凝寒之害也"。

三、着痹

首见于《素问·痹论》："风寒湿三气杂至，合而为痹也……湿气胜者为着痹"，认为随邪气所客部位有皮、肉、脉、筋、骨之不同，其证候也有差异，在皮肉者易愈，在筋骨或入脏腑者难治，而且论述了可采用针灸、药熨和放血等治疗方法，以疏通经络，祛除病邪。《中藏经·论痹》称本病为"湿痹"，是风痹、寒痹、湿痹、热痹、气痹五痹之一，还提出饮食肥甘可致肉痹。《金匮要略》亦称本病为"湿痹"，提出"利小便"为主要治法。《诸病源候论·风病诸候·风病候》统称"风湿痹"，指出由于人体腠理不固，气血虚弱，风寒湿邪伤之，搏于皮肉经络，血气不行而形成。《圣济总录》认为"湿者土性也，土性缓，荣卫之气与湿俱留"，以解释着痹之重着不移，且收集治疗方药多首。《儒门事亲》论及湿痹时指出湿易伤肌肉，着痹经久不愈，易转为肉痿。《脾胃论》论及湿痹有脾虚生内湿，内外湿相合之意。《景岳全书》认为湿为阴邪，湿性濡滞，故湿痹见肢体沉重顽麻。《医宗必读》指出湿从土化，病多发于肌肉。《医学入门》认为风湿多侵于上，寒湿多侵于下，湿多则关节重着，一处不移。《医学心悟》认为治湿痹应燥湿为主，辅以祛风散寒，参以补脾之剂，此法常为后人遵循。《温病条辨》指出湿聚热蒸，蕴于经络而成湿痹，用宣痹汤治疗。

近现代医家重视湿邪在着痹发病中的作用，有"无湿不成痹”之说，认为痹证风寒湿诸外邪中，湿居其要，是阻滞经络气血的主要因素；且湿性黏滞，故湿又为痹证久延之根；湿为阴邪，其性黏滞重着，困遏阳气阻碍气机，易生痰致瘀，使病情复杂，治疗棘手。

四、热痹

《素问·四时刺逆从论》提出“厥阴有余，病阴痹；不足，病生热痹”，即论述了热痹。《症因脉治·热痹》更明确提出“热痹之症，肌肉热极，唇口干燥，筋骨痛不可按，体上如鼠走状”。《普济本事方》指出历节病的症状为“风热成历节，攻手足指，作赤肿……甚则攻肩背两膝”。《丹溪心法·痛风》则曰：“又有痛风，而痛有常处，其痛处赤肿灼热，或浑身壮热。”以上记载说明，古人所指的风湿、历节、痛风等病都包括热痹在内。

清代医家对热邪致痹及治疗有了进一步发挥。如林珮琴《类证治裁·痹症论治》提出“初因寒湿风郁闭阴分，久则化热攻痛，至夜更剧”“若痛处赤肿焮热，将成风毒”“肢节热痛者，系阴火灼筋”，可见林氏对热痹的成因、病理和风寒湿久郁化热与风毒症状鉴别论述之明确。吴鞠通在《温病条辨·中焦》篇中提出“湿聚热蒸，蕴于经络，寒战热炽，骨骱烦痛，舌质灰滞，面色萎黄，病名湿痹，宣痹汤主之"。叶天士也说："从来痹证，每以风寒湿三气杂感主治。召恙之不同，由暑喝外加之湿热，水谷内蕴之湿热。外来之邪，着于经络，内受之邪，着于腑络，故心解汗出，热痹不减，余以急清阳明而治小愈。"《临证指南医案》应用桂林白虎汤治疗热痹，实为有效方剂。顾松园认为，凡寒湿痹，邪郁病久，风变为火，寒变为热，湿变为痰，提出"痰火"亦可阻络致热痹。

损伤与骨病分类

一、损伤的分类

损伤是指人体受到各种创伤性因素引起的皮肉、筋骨、脏腑等组织结构的损害，及其带来的局部和全身性反应。中医学对损伤的分类认识较早，《周礼·天官》描述疡医主治肿疡、溃疡、金疡、折疡。"疡"字即"伤"字之义（郑玄注"身伤曰疡"），从分类上已与一般疮疡外科有了明确的区分，说明伤科已初见雏形。《礼记·月令》记载损伤可分为伤（皮伤）、创（肉创）、折（骨折）、断（骨肉皆断离）四类。唐代《外台秘要》将损伤分为外损与内伤两类，现代按损伤的性质和特点主要有下列分类方法：

（一）按损伤部位分类

可分为外伤和内伤。外伤是指皮、肉、筋、骨、脉损伤，可根据受伤的具体部位分为骨折、脱位与筋伤。内伤是指脏腑损伤及暴力所引起的气血、脏腑、经络功能紊乱而出现的各种损伤内证。人体是一个内外统一的整体，皮肉裹于外，筋骨连续于内。从外伤来讲，皮肉受损，筋骨亦会累及；反之，筋伤骨损，皮肉必然受伤。对外伤而言，因经络为气血运行的通道，经络内联脏腑，外络肢节，而"五藏之道，皆出于经隧"（《素问·调经论》），故无论伤气血或伤脏腑，均可导致经络运行阻滞；反之，经络损伤亦可内传脏腑，引起气血、脏腑功能失调。外伤与内伤也是相互影响的，肢体虽受损于外，也会由外及内使气血受伤，并可引起脏腑功能不和，出现许多损伤内证。

（二）按损伤性质分类

按外力作用的性质可分为急性损伤与慢性劳损。急性损伤是指急骤的暴力所引起的损伤，慢性劳损是指劳逸失度或体位不正确，导致外力长期累积于人体所致的损伤。

（三）按受伤时间分类

可分为新伤与陈伤。新伤是指 2~3 周以内的损伤，或发病后立即就诊者。陈伤又称宿伤，是指新伤失治，日久不愈，或愈后又因某些诱因，或隔一段时间又在原受伤部位复发者。

（四）按受伤部位破损情况分类

可分为闭合性损伤与开放性损伤。闭合性损伤是指受钝性暴力损伤而外部无创口者，开放性损伤是指受到锐器、火器或钝性暴力作用，皮肤或黏膜破损，深部组织与外界环境沟通者。皮肉为人之外壁，皮肤完整，则伤处不致污染，外邪不易侵入；皮肤破损，外邪可从伤口侵入，容易发生感染，导致相关并发症。

（五）按受伤程度分类

可分为轻伤与重伤。损伤的严重程度取决于致伤因素的性质、强度，作用时间的长短，受伤的部位及其面积的大小、深度等。

（六）按照伤者的职业特点分类

可分为生活性损伤、工业性损伤、农业性损伤、交通性损伤和运动性损伤等。如运动员及舞蹈、杂技、武术表演者更容易发生各种运动损伤，经常颈部过度屈曲看书或看电视者、长期低头伏案工作者容易患颈椎病，这说明损伤的发生与工作职业及生活习惯有一定关系。

（七）按照致伤因素的理化性质分类

可分为物理性损伤、化学性损伤和生物性损伤等，如外力、高热、冷冻、电流等可以导致物理性损伤。

临床辨证施治时，既要参照上述分类方法将伤病进行分类，更应从整体出发，全面检查分析，做出正确的诊断与治疗，方可取得较好的疗效。

二、骨病的分类

中医骨病学是以中医理论为指导，结合现代科学和西医学知识来研究骨与关节系统疾病的发生、发展及其防治规律的一门临床学科，是中医骨伤科学的重要组成部分，其主要研究发生于骨、关节、筋膜、肌肉等运动系统除外伤之外的疾病。骨病常将病因、病理及临床表现作为分类依据，用于指导治疗。中医骨病常分为以下几大类：

分类	疾病范围
骨与关节 先天性畸形	成骨不全、软骨发育不全、石骨症、脊椎裂、先天性髋关节脱位、并指畸形等

分类	疾病范围
骨痈疽	化脓性骨髓炎、慢性骨髓炎、化脓性关节炎、骨梅毒等
骨痨	骨与关节结核
骨痹	风湿性关节炎、类风湿性关节炎、骨与关节退行性关节炎、强直性脊柱炎、血友病性关节炎、痛风性关节炎、神经性关节炎及部分骨代谢性疾病
骨痿	多发性神经炎、小儿麻痹后遗症、骨软化症、佝偻病
骨蚀	成人股骨头缺血性坏死、股骨头骨骺炎、胫骨结节骨骺炎、脊椎骨骺炎、腕舟骨缺血性坏死、足距骨缺血性坏死等
骨肿瘤	良性骨肿瘤、恶性骨肿瘤、转移性骨肿瘤和瘤样病损，如骨瘤、骨样骨瘤、骨巨细胞瘤、血管瘤、骨肉瘤、软骨肉瘤、纤维肉瘤、骨髓瘤、脊索瘤、尤文肉瘤、滑膜瘤、骨囊肿、骨纤维异样增殖症等
地方病与职业病	大骨节病、氟骨病、振动病、减压病、铅中毒、镉中毒、磷中毒等

骨伤病的病因

一、损伤的病因

损伤的病因是指引起人体损伤发病的原因，或称为损伤的致病因素。中医骨伤科历来重视病因的研究，《黄帝内经》指出"坠堕""击仆""举重用力""五劳所伤"等是损伤的致病因素。汉代张仲景在《金匮要略·藏府经络先后病脉证》中提出了"千般疢难，不越三条"的观点，即"一者，经络受邪，入藏府，为内所因也；二者，四肢九窍，血脉相传，壅塞不通，为外皮肤所中也；三者，房室、金刃、虫兽所伤"。其后的医家亦将损伤的病因列为不内外因。宋代陈无择在《三因极一病证方论·三因论》中指出"其如饮食饥饱，叫呼伤气，尽神度量，疲极筋力，阴阳违逆，乃至虎狼毒虫，金疮踒折……有背常理，为不外内因"；同时也指出"如欲就疗，就中寻其类例，别其三因，或内外兼并，淫情交错；推其深浅，断其所因为病源，然后配合诸证，随因施治，药石针艾，无施不可"。陈无择一方面指出损伤的病因不同于七情内因和六淫外因，而属于不内外因；另一方面也提出不内外因仍属外因或内因的范围，只是互相兼杂、交错在一起。只有掌握骨、关节及其周围筋肉损伤的病因，才能循因辨证，审因论治，对损伤的性质和程度做出正确的估计，对损伤的治疗和预后提出重要的指导意见。

（一）外因

损伤外因是指外界因素作用于人体而引起损伤，主要是外力伤害，但与邪毒感染及外感六淫等也有一定的关系。

1. 外力伤害

外力作用可以损伤人体的皮肉筋骨而引起各种损伤，如跌仆、坠堕、撞击、闪挫、压轧、负重、刀刃、劳损等所引起的损伤都与外力作用有关。根据外力性质的不同，可分为直接暴力、间接暴力、肌肉强烈收缩和持续劳损四种。

（1）直接暴力：所致的损伤发生在外力直接作用的部位，如创伤、挫伤、骨折、脱位等。

（2）间接暴力：所致的损伤都发生在远离外力作用的部位，如传达暴力、扭转暴力可引起相应部位的骨折、脱位。如自高处坠落时臀部先着地，身体下坠的冲击力与地面对脊柱的反作用力造成的挤压，即可在胸、腰椎发生压缩性骨折，或伴有更严重的脱位及脊髓损伤。如自高处跌落时，臀部着地在一侧高一侧低的地面时，还会产生扭转暴力，骨折形态就会出现区别。

（3）肌肉过度强烈收缩：如跌仆时股四头肌强烈收缩可引起髌骨骨折，投掷手榴弹时肌肉强烈收缩致肱骨干骨折。

（4）持续劳损：长时间劳损或姿势不正确的操作，使肢体某部位之筋骨受到持续或反复多次的慢性牵拉、摩擦等，均可使筋骨持续受外力积累损伤。《素问·宣明五气》曰："久视伤血，久卧伤气，久坐伤肉，久立伤骨，久行伤筋，是谓五劳所伤。"如单一姿势的长期弯腰负重可引起慢性腰肌劳损，长时间的步行可能引起跖骨疲劳性骨折等。

2. 外感六淫

风、寒、暑、湿、燥、火是自然界六种不同的气候变化，若太过或不及，引起人体发病者，称之为"六淫"。外感六淫可引起筋骨、关节疾患，导致关节疼痛或活动不利。《诸病源候论·卒腰痛候》曰："夫劳伤之人，肾气虚损，而肾主腰脚，其经贯肾络脊，风邪乘虚，卒入肾经，故卒然而患腰痛。"《仙授理伤续断秘方》曰："损后中风，手足痿痹，不能举动，筋骨乖张，挛缩不伸。"说明各种损伤之后，风寒湿邪可能乘虚侵袭，阻塞经络，导致气机不得宣通，引起肌肉挛缩或松弛无力，进一步加重脊柱和四肢关节功能障碍。《伤科补要》曰："夫人之筋，赖气血充养，寒则筋挛，热则筋纵，筋失营养，伸舒不便，感冒风寒，以患失颈，头不能转。"说明感受风寒湿邪还可致失枕等疾患。

3. 邪毒感染

外伤后再感受毒邪，或邪毒从伤口乘虚而入，郁而化热，热盛肉腐，附骨成脓，脓毒不泄，蚀筋破骨，则可引起局部和全身感染，出现各种变证，如开放性骨折处理不当可引起化脓性骨髓炎。

（二）内因

内因是指由于人体内部变化的影响而致损伤的因素。损伤主要是由于外力伤害等外在因素所致，但也都有各种不同的内在因素和一定的发病规律，如与年龄、体质、局部解剖结构等内在因素关系十分密切。《素问·评热病论》曰："邪之所凑，其气必虚。"而《灵枢·百病始生》曰："风雨寒热，不得虚，邪不能独伤人……此必因虚邪之风，与其身形，两虚相得，乃客其形。"说明大部分外界致病因素只有在机体虚弱的情况下，才能伤害人体。因此，我们不仅应重视损伤外因的作用，而且亦应强调内因在发病学上的重要作用。但是，当外来暴力比较大，超过了人体防御力量或耐受力时，外力伤害就成为决定性因素。

1. 年龄

年龄不同，伤病的好发部位及发生率也不一样，如跌倒时臀部着地，外力作用相同，但老年人易引起股骨颈骨折或股骨转子间骨折，而青少年则较少发生。小儿因骨骼柔嫩，尚未坚实，所以容易发生骨折，但小儿的骨膜较厚且富有韧性，骨折时多发生不完全性骨折。骨骺损伤多发生于儿童，或正在生长发育，骨骺尚未愈合的少年。青壮年筋骨坚强，跌倒不一定会发生骨折，但在剧烈运动中发生的各种损伤，却以青壮年多发。

2. 体质

体质的强弱与损伤的发生有密切的关系。年轻体壮、气血旺盛、肾精充足、筋骨坚固者不易发生损伤。年老病弱、气血虚弱、肝肾亏虚、骨质疏松者容易发生损伤，如突然滑倒，臀部着地，外力虽很轻微，也可能发生股骨颈或股骨转子间骨折。《伤科补要》曰："下颏者，即牙车相交之骨也，若脱，则饮食言语不便，由肾虚所致。"说明骤然张口过大可以引起颞颌关节脱位，这也与肾气亏损而致面部筋肉、关节囊松弛有关。《正体类要·正体主治大法》曰："若骨骱接而复脱，肝肾虚也。"说明肝肾虚损是习惯性脱位的病理因素之一。

3. 解剖结构

损伤与局部解剖结构也有一定的关系。传达暴力作用于某一骨骼时，骨折常常发生在密质骨与松质骨交界处，如桡骨远端骨折好发于桡骨远端 2~3cm 松质骨与密质骨交界处，锁骨骨折多发生在无韧带肌肉保护的锁骨两个弯曲的交界处。

4. 先天因素

损伤的发生与先天禀赋不足也有密切关系。如第一骶椎的隐形脊柱裂，由于棘突缺如，棘上与棘间韧带失去了依附，降低了腰骶关节的稳定性，容易发生劳损。先天性脆骨病、先天性骨关节畸形都可造成骨组织脆弱，导致局部结构的破坏。

5. 病理因素

伤病的发生还与组织的病变关系密切，内分泌代谢的障碍可影响骨的成分。骨组织的疾患如骨肿瘤、骨结核、骨髓炎均可破坏骨组织，导致局部结构的破坏。

6. 职业工种

损伤的发生与职业工种有一定的关系，如手部损伤较多发生在缺乏必要的防护设备下工作的机械工人，慢性腰肌劳损多发于经常弯腰负重操作的工人，运动员及舞蹈、杂技、武打演员容易发生各种运动损伤，经常低头工作者容易患颈椎病等。

7. 七情内伤

在骨伤科疾病中，内伤与七情（喜、怒、忧、思、悲、恐、惊）变化的关系密切。一些慢性骨关节疾病，如果情志郁结，则内耗气血，可加重局部的病情。创伤骨折及各类骨关节疾病患者，如性格开朗、意志坚强，有利于创伤修复和疾病的好转；如果意志薄弱，忧虑过度，则加重气血内耗，不利于疾病的康复，甚至加重病情。因此，中医骨伤科历来重视精神调养。

人是一个内外统一的整体，损伤的发生发展是内外因素综合作用的结果。不同的外因可以引起不同的损伤疾患，而同一外因作用于不同内因的个体，损伤的种类、性质与程度又有所不同。损伤疾患的发生，外因虽然很重要，但亦不能忽视机体的内因。

二、骨病的病因

骨病的病因是多种多样的，六淫邪毒侵袭为外因，情志所伤为内因，饥饱失常、金疮骨折等为不内外因。

（一）外因

指外邪侵袭人体，引起筋骨为病的因素，包括外感六淫、劳力伤害、毒物、放射线等。

1. 外感六淫

《素问·痹论》曰："风、寒、湿三气杂至，合而为痹也。"《诸病源候论·风湿腰痛候》曰："劳伤肾气，经络既虚，或因卧湿当风，而风湿乘虚搏于肾，肾经与血气相击而腰痛。"这些都说明外感六淫是痹证的发病原因。

2. 邪毒感染

《医宗金鉴·痈疽总论歌》曰："痈疽原是火毒生。"感受不同的邪毒可引起不同的疾病，如附骨痈、附骨疽、关节流注、骨痨、骨梅毒等。

3. 劳力伤害

五劳伤害可引起气、血、筋、骨、肉损伤，而导致骨骺炎、骨坏死等。《素问·宣明五气》曰："久视伤血，久卧伤气，久坐伤肉，久立伤骨，久行伤筋。"

4. 地域环境

《素问·异法方宜论》指出不同的地理环境、气候条件、饮食习惯，能引发如大骨节病、氟骨病等不同的骨病。

5. 毒物与放射线

经常接触有害物质，包括各种不利于人体健康的无机毒物、有机毒物和放射线，均能导致骨损害。

（二）内因

1. 先天缺陷

有些疾病与生俱来，属先天缺陷。许多先天畸形，如先天性马蹄内翻足、先天性髋关节脱位，在出生时即已存在；有的是发育生长过程中逐渐出现，如先天性脊柱侧弯、脆骨病、多发性外生骨疣。

2. 年龄

幼儿时期，稚阴未充，稚阳未长，易患感染性骨关节病；而老年人肝肾亏损，天癸竭，多患退行性骨关节病。

3. 体质

肾精充实，筋骨劲强，不易发生筋骨疾病；反之身体虚弱，肝肾亏损，则邪毒乘虚而入，易发骨痨或骨痈疽。

4. 营养障碍

营养障碍、后天失养可引起骨的代谢疾病，如佝偻病、骨软化症、骨质疏松症。

骨伤病的病机

一、损伤的病机

人体是由皮肉、筋骨、脏腑、经络、气血、津液等共同组成的一个有机整体，人体生命活动主要是脏腑功能的反映，脏腑功能的物质基础是气血、津液。脏腑各有不同的生理功能，通过经络联系全身的皮肉筋骨等组织，构成复杂的生命活动，它们之间保持着相对的平衡，互相联系，互相依存，互相制约，无论在生理活动还是病理变化方面都有着不可分割的联系。因此，骨伤病的发生和发展与皮肉筋骨、脏腑经络、气血津液等都有密切的关系。

外伤疾患多由于皮肉筋骨损伤而引起气血瘀滞，经络阻塞，津液亏损，或瘀血邪毒由表入里，而致脏腑不和，亦可因脏腑不和，由里及表引起经络、气血、津液病变，导致皮肉筋骨病损。明代薛己在《正体类要》序文中记载："肢体损于外，则气血伤于内，营卫有所不贯，藏府由之不和。"说明人体的皮肉筋骨在遭受外力损伤时，可影响到体内，引起气血、营卫、脏腑等一系列的功能紊乱。因此，在外伤的辨证论治过程中，均应从整体观念加以分析，既要辨证治疗局部皮肉筋骨的外伤，又要对外伤引起的气血、津液、脏腑、经络功能的病理生理变化加以综合分析，这样才能正确认识损伤的本质和病理现象的因果关系。这种局部与整体的统一观，是中医骨伤科治疗损伤疾患的原则之一。

(一)皮肉筋骨病机

1.皮肉筋骨的生理功能

皮肉为人之外壁,内充卫气,人之卫外者全赖卫气。肺主气,达于三焦,外循肌肉,充于皮毛,如室之有壁,屋之有墙,故《灵枢·经脉》曰"肉为墙"。

筋是筋络、筋膜、肌腱、韧带、肌肉、关节囊、关节软骨等组织的总称。筋的主要功用是连属关节,络缀形体,主司关节运动。《灵枢·经脉》指出"筋为刚",言筋的功能坚劲刚强,能约束骨骼。《素问·五藏生成》指出"诸筋骨皆属于节",说明人体的筋都附着于骨上,大筋联络关节,小筋附于骨外。《杂病源流犀烛·筋骨皮肉毛发病源流》曰:"筋也者,所以束节络骨,绊肉绷皮,为一身之关纽,利全体之运动者也,其主则属于肝。""所以屈伸行动,皆筋为之。"因此,筋病多影响肢体的活动。

骨属于奇恒之府,《灵枢·经脉》曰:"骨为干。"《素问·痿论》曰:"肾主身之骨髓。"《素问·脉要精微论》又曰:"骨者,髓之府,不能久立,行则振掉,骨将惫矣。"指出骨的作用,不但为立身之主干,还内藏精髓,与肾气有密切关系,肾藏精,精生髓,髓养骨,合骨者肾也,故肾气的充盈与否能影响骨的成长、壮健与再生。反之,骨受损伤,可累及肾,二者互为影响。

肢体的运动，有赖于筋骨，而筋骨离不开气血的温煦濡养，气血化生，濡养充足，筋骨功能才可强劲；筋骨又是肝肾的外合，肝血充盈，肾精充足，则筋劲骨强。

2. 损伤与皮肉筋骨的关系

皮肉筋骨的损伤在骨伤科疾患中最为多见，一般分为"伤皮肉""伤筋""伤骨"，但又互有联系。

（1）"伤皮肉"：伤病的发生，或破其皮肉，犹壁之有穴，墙之有窦，无异门户洞开，易使外邪侵入；或气血瘀滞逆于肉理，则因营气不从，郁而化热，以致瘀热为毒；若肺气不固，脾虚不运，则卫外阳气不能熏泽皮毛，脾不能为胃运行津液，而致皮肉濡养缺乏，引起肢体痿弱或功能障碍。损伤引起血脉受压，营卫运行滞涩，则筋肉得不到气血濡养，导致肢体麻木不仁，挛缩畸形。局部皮肉组织受邪毒感染，营卫运行机能受阻，气血凝滞，继而郁热化火，酿而成脓，出现局部红、肿、热、痛等症状。若皮肉破损引起破伤风，可导致肝风内动，出现张口困难、牙关紧闭、角弓反张和抽筋等症状。

（2）"伤筋"：一般来说，筋急则拘挛，筋弛则痿弱不用。凡跌打损伤，筋每首当其冲，受伤概率最大。在临床上，凡扭伤、挫伤，可致筋肉损伤，出现局部肿痛、青紫，关节屈伸不利。如骨折时，由于筋附着于骨的表面，筋亦往往首先受伤；关节脱位时，关节四周筋膜多有破损。所以，在治疗骨折、脱位时都应考虑筋伤的因素。慢性的劳损亦可导致筋的损伤，如"久行伤筋"，说明久行，过度疲劳，可致筋的损伤。临床上筋伤机会甚多，其证候表现、病理变化复杂多端，如筋急、筋缓、筋缩、筋挛、筋痿、筋结、筋惕等等，宜细审察之。

（3）"伤骨"：在骨伤科疾患中所见的"伤骨"病证，包括骨折、脱位，多因直接暴力或间接暴力所引起。凡伤后出现肿胀、疼痛、活动功能障碍，并可因骨折位置的改变而有畸形、骨擦音、异常活动等为伤骨；如因关节脱位，骨的位置不正常，使附着之筋紧张而出现弹性固定等为伤筋。但伤骨不是单纯性的孤立损伤，如上所述，损骨能伤筋，伤筋亦能损骨，筋骨的损伤必然累及气血伤于内，因脉络受损，气滞血瘀，为肿为痛。《灵枢·本藏》曰："是故血和则经脉流行，营复阴阳，筋骨劲强，关节清利矣。"所以治疗"伤骨"时，必须行气消瘀，以纠正气滞血瘀的病理变化。

伤筋损骨还可危及肝肾精气，《备急千金要方》提出"肾应骨，骨与肾合""肝应筋，筋与肝合"。肝肾精气充足，则肢体骨骼强壮有力。因此，伤后如能注意调补肝肾，充分发挥精生骨髓的作用，就能促进筋骨修复。《素问·宣明五气》指出五脏所主除"肝主筋"外，还有

"肾主骨"；五劳所伤除"久行伤筋"外，还有"久立伤骨"，说明了过度疲劳也能使人体筋骨受伤，如临床所见的跖骨疲劳性骨折等。《东垣十书·内外伤辩》指出"热伤气""热则骨消筋缓""寒伤形""寒则筋挛骨痛"，等等，说明寒热对筋骨也有影响。

（二）气血津液病机

1. 气血病机

（1）气血的生理功能：气血运行于全身，周流不息，外而充养皮肉筋骨，内则灌溉五脏六腑，维持着人体正常生命活动。

"气"一方面来源于与生俱来的肾之精气，另一方面来源于从肺吸入的清新之气和由脾胃所化生的"水谷精气"。这两种气相互结合而形成的"真气"，成为人体生命活动的原动力，也可以说是维持人体生命活动最基本的力量。气是一种流动的物质，运动形式多种多样，主要有升、降、出、入四种基本运动形式。它的主要功能包括对一切生理活动的推动作用，温养形体的温煦作用，对外邪侵入的防御作用，血和津液的化生、输布、转化的气化作用和防止血、津液流失的固摄作用。总之，气在全身流通，无处不到，上升下降，维持着人体动态平衡。

"血"由从脾胃运化而来的水谷精气变化而成。《灵枢·决气》曰："中焦受气取汁，变化而赤，是谓血。"
前人称"血主濡之"，血形成之后，循行于脉中，依靠气
的推动而周流于全身，对各个脏腑、组织、器官有营养
作用。《素问·五藏生成》指出"肝受血而能视，足受血
而能步，掌受血而能握，指受血而能摄"，说明全身的皮
肉、筋骨、脏腑，都需要血液的营养，才能维持各自的
生理功能。

"气"和"血"的关系十分密切。气推动血沿着经脉
而循行全身，以营养五脏、六腑、四肢、百骸。两者相
互依附，周流不息。《素问·阴阳应象大论》阐述了气血
之间的关系，即"阴在内，阳之守也；阳在外，阴之使
也"。《血证论·吐血》概括为"气为血之帅，血随之而
运行；血为气之守，气得之而静谧"。血的循行，靠气的
推动，气行则血行，气滞则血瘀。反之血能载气，大量
出血，必然导致"气随血脱"，血溢于外，成为瘀血，气
亦必随之而滞。这些阴阳、内外、守使等概念，不仅说
明了气血本身的特点，而且也生动地阐明了二者之间相
互依存的关系。

（2）损伤与气血的关系：损伤与气血的关系十分密
切，当人体受到外力伤害后，常导致气血运行紊乱而产
生一系列的病理改变，人体一切伤病的发生、发展无不

与气血有关。

伤气：因用力过度、跌仆闪挫或撞击胸部等，导致人体气机运行失常，乃至脏腑发生病变，出现"气"的功能失常及相应的病理现象。一般表现为气滞与气虚，损伤严重者可出现气闭、气脱，内伤肝胃可见气逆等。

气滞：多见于胸部屏伤或挫伤。当人体某一部位、某一脏腑发生损伤或病变，可使气的流通出现障碍，出现"气滞"。《素问·阴阳应象大论》载："气伤痛，形伤肿。"气本无形，郁滞则气聚，聚则似有形而实无质，气机不通之处，即伤病之所在，常出现胀闷疼痛。如气滞发生于胸胁，除胸胁胀痛外，呼吸、咳嗽时均可牵掣作痛等。损伤气滞的特点为外无肿形，痛无定处，自觉疼痛范围较广，体表无明确压痛点。

气虚：是全身或某一脏腑、器官、组织出现功能不足和衰退的病理现象，骨伤科疾病中某些慢性损伤、严重损伤后期、体质虚弱和老年患者等均可见到，其主要临床表现为伤痛绵绵不休、疲倦乏力、语气低微、气短、自汗、脉细软无力等。

气闭：常因损伤严重而骤然导致气血错乱，气为血壅，气闭不宣，其主要临床表现为一时性的晕厥、不省人事、窒息、烦躁妄动、四肢抽搐或昏睡困顿等。《医宗金鉴·正骨心法要旨》有"或昏迷目闭，身软而不能起，声气短少，语言不出，心中忙乱，睡卧喘促，饮食少进"等描述，气闭常见于严重损伤的患者。

气脱：常发生于开放性损伤失血过多、头部外伤等严重伤患。严重损伤可造成本元不固而出现气脱，是气虚最严重的表现。如损伤引起大出血，可造成气随血脱。气脱者多突然昏迷或醒后又昏迷，表现为呼吸浅促、面色苍白、四肢厥冷、二便失禁、脉微弱等症。

气逆：损伤而致内伤肝胃，可造成肝胃气机不降而反逆上，出现嗳气频频、作呕欲吐或呕吐等症。

伤血：由于跌打、挤压、挫撞以及各种机械冲击等伤及血脉，以致出血，或瘀血停积。损伤后血的功能失常可出现各种病理现象，主要有血瘀、血虚、血脱和血热。

血瘀：可由局部损伤出血以及各种内脏和组织发生病变所导致。伤科疾患中的血瘀多因局部损伤出血所致。血有形，形伤肿，瘀血阻滞，经脉不通，不通则痛，故血瘀出现局部肿胀、疼痛。疼痛性质如针刺刀割，痛点固定不移，是血瘀最突出的一个症状。血瘀还可在伤处出现肿胀青紫，同时由于瘀血不去，使血不循经，反复出血不止。全身症状表现为面色晦黯、唇舌青紫，脉细或涩等。在骨伤科疾患中，气滞血瘀常常同时并见，《素问·阴阳应象大论》指出："气伤痛，形伤肿。故先痛而后肿者，气伤形也；先肿而后痛者，形伤气也"。临床上多见气血两伤，肿痛并见，唯有所偏重，或伤气偏重，或伤血偏重，以及先痛后肿，或先肿后痛等不同情况。

血虚：在骨伤科疾患中，由于失血过多，新血未及补充；或因瘀血不去，新血不生；或因筋骨严重损伤，累及肝肾，肝血肾精不充，都能导致血虚。血虚临床表现为面色不华或萎黄、头晕、目眩、心悸、手足发麻、心烦失眠、爪甲色淡、唇舌淡白、脉细无力。在骨伤科疾患中还可表现为局部损伤之处久延不愈，甚至血虚筋挛、皮肤干燥、头发枯焦，或关节缺少血液滋养而僵硬、活动不利。血虚患者，往往由于全身功能衰退，出现气虚证候。气血俱虚则在骨伤科疾患中表现为损伤局部愈合缓慢，功能长期不能恢复等。

血脱：在创伤严重失血时，往往会出现四肢厥冷、大汗淋漓、烦躁不安，甚至晕厥等虚脱症状。血虽以气为帅，但气的温煦需血的濡养。失血过多时，气浮越于外而耗散、脱亡，出现气随血脱、血脱气散的虚脱症候。

血热：损伤后积瘀化热或肝火炽盛、血分有热均可引起血热。临床可见发热、口渴、心烦、舌红绛、脉数等症，严重者可出现高热昏迷。积瘀化热，邪毒感染，尚可致局部血肉腐败，液化成脓。《正体类要·正体主治大法》曰："若患处或诸窍出血者，肝火炽盛，血热错经而妄行也。"若血热妄行，则可见出血不止等症。

2. 津液病机

（1）津液的生理功能：津液是人体内一切正常水液的总称，主要是指体液而言。清而稀薄者称为津，浊而浓稠者称为液。津多布散于肌表，渗透润泽皮肉、筋骨之间，有温养充润的作用，所以《灵枢·五癃津液别》曰："以温肌肉，充皮肤，为其津。"汗液、尿液均为津所化生。津血互生，血液和津液不断补充，才能在周身环流不息，故《灵枢·痈疽》曰："津液和调，变化而赤为血。"液流注、浸润于关节、脑髓之间，以滑利关节，濡养脑髓和骨髓，同时也有润泽肌肤的功能。津和液都是体内正常水液，两者之间可互相转化，故并称津液，有充盈空窍，滑利关节，润泽皮肤、筋肉、筋膜、软骨，濡养脑髓和骨髓，即所谓填精补髓等生理功能。

（2）损伤与津液的关系：损伤而致血瘀时，由于积瘀生热，热邪灼伤津液，可使津液出现一时性消耗过多，而使滋润作用不能很好地发挥，出现口渴、咽燥、大便干结、小便短少、舌苔黄而干燥等症。由于重伤久病，常严重耗伤阴液，除了较重的伤津证候外，还可见全身情况差、舌色红绛而干燥、舌体瘦瘪、舌苔光剥、口干而不欲饮等症。

津液与气有密切关系，损伤而致津液亏损时，气亦随之受损。津液大量丢失，甚至可导致"气随液脱"。而气虚不能固摄，又可致津液损伤。

损伤后如果有关脏腑的气机失调，必然会影响"三焦气化"，妨碍津液的正常运行而导致病变。人体水液代谢调节，虽然是肺、脾、肾、三焦等脏器共同的职能，但起主要作用的是肾。这是因为三焦气化生于肾气，脾阳根源于肾阳，膀胱的排尿功能依赖于肾的气化作用。肾气虚衰时可见小溲清长，或水液潴聚的表现，如局部或下肢浮肿。关节滑液停积时，可积聚为肿胀。

《灵枢·本神》曰："两精相搏谓之神。"《灵枢·平人绝谷》曰："神者，水谷之精气也。"《素问·六节藏象论》曰："味有所藏，以养五气，气和而生，津液想成，神乃自生。"精、气、神三者，前人称为三宝，气的化生源于精，精的化生赖于气，精气生而津液成则表现为神。若精气伤，津液损，则神失所载，出现危候。如机体因创伤、失血引起休克时，便会出现反应迟钝、表情淡漠、精神恍惚、烦躁不安或不省人事等神态异常，并有肢体出汗、皮肤湿润、尿量减少等征象。

（三）脏腑经络病机

1. 脏腑的生理功能

脏腑是化生气血，通调经络，营养皮肉筋骨，支持人体生命活动的主要器官。脏与腑的功能各有不同。《素问·五藏别论》曰："五藏者，藏精气而不泻也。""六府者，传化物而不藏。"脏的功能是化生和贮藏精气，腑的功能是腐熟水谷，传化糟粕，排泄水液。

2. 经络的生理功能

经络是运行全身气血，联络脏腑肢节，沟通上下内外，调节体内各部分功能活动的通路，包括十二经脉、奇经八脉、十五别络，以及经别、经筋等。每一经脉都连接着内在的脏与腑，同时脏腑又存在相互表里的关系，所以在疾病的发生和传变上也可以由于经络的联系而相互影响。

3. 脏腑与经络的关系

人体是一个统一的整体，体表与内部脏腑之间有着密切的联系，不同的体表组织由不同的内脏分别主宰。脏腑发生病变，必然会通过它的相关经络反映在体表；位于体表组织的病变，同样可以影响其所属的脏腑而出现功能紊乱。如肝藏血主筋，肝血充盈，筋得所养，活动自如；肝血不足，筋的功能就会发生障碍。肾主骨，藏精气，精生骨髓，骨髓充实，则骨骼坚强；脾主肌肉，人体的肌肉依赖脾胃化生气血以资濡养。这些都说明人体内脏与筋骨气血的相互关系。

4. 损伤与脏腑、经络的关系

《血证论》强调"业医不知藏府，则病原莫辨，用药无方"。脏腑病机是探讨疾病发生发展过程中，脏腑功能活动失调的病理变化机制。外伤后势必造成脏腑生理功能紊乱，并出现一系列病理变化。

（1）肝、肾：《素问·宣明五气》提出五脏随其不同功能而各有所主。"肝主筋""肾主骨"的理论亦广泛运用于伤科辨证治疗，损伤与肝、肾的关系十分密切。

①肝主筋：《素问·五藏生成》曰："肝之合筋也，其荣爪也。"《素问·六节藏象论》曰："其华在爪，其充在筋。"这些条文都说明肝主筋，主关节运动。《素问·上古天真论》曰："丈夫……七八肝气衰，筋不能动，天癸竭，精少，肾藏衰，形体皆极。"提出人到了五十多岁，则进入衰老状态，表现为筋的运动不灵活，这是由于肝气衰，筋不能动的缘故。"肝主筋"也就是全身筋肉的运动与肝有密切关系，肝血充盈才能养筋，筋得其所养，才能运动有力而灵活。肝血不足，血不养筋，则出现手足拘挛、肢体麻木、屈伸不利等症。

②肝藏血：《灵枢·本神》曰："肝藏血。"《素问·五藏生成》曰："故人卧，血归于肝……足受血而能步，掌受血而能握，指受血而能摄。"这说明肝藏具有贮藏血液和调节血量的功能。凡跌打损伤之症有恶血留内时，则不分何经，皆以肝为主，因肝主藏血，故败血凝滞体内，从其所属，必归于肝。如跌仆闪挫进伤的疼痛多发生在胁肋少腹处，正是因为肝在胁下，肝经起于大趾，循少腹，布两胁的缘故。

③肾主骨，主生髓：《灵枢·本神》曰："肾藏精。"《素问·宣明五气》曰："肾主骨。"《素问·六节藏象论》曰："肾者……其充在骨。"《素问·阴阳应象大论》曰："肾生骨髓""在体为骨"。以上都是说明肾主骨生髓，骨是支持人体的支架。

④肾藏精：肾藏精，精生髓，精养骨，所以骨的生长、发育、修复，均须依赖肾脏精气所提供的营养和推动。肾的精气不足，会导致小儿的骨软无力、囟门迟闭以及某些骨骼的发育畸形；肾精不足，骨髓空虚可致腿足痿弱而行动不便，或骨质脆弱，易于骨折。

《诸病源候论·腰痛不得俯仰候》提出"肾主腰脚""劳损于肾，动伤经络，又为风冷所侵，血气搏击，故腰痛也"。《医宗必读》认为腰痛的病因"有寒有湿，有风热，有挫闪，有瘀血，有滞气，有积痰皆标也，肾虚其本也"。所以肾虚者易患腰部扭闪和劳损等，而出现腰背酸痛、腰脊活动受限等症状。又如骨折损伤必内动于肾，因肾生精髓，故骨折后如肾生养精髓不足，则无以养骨，难以愈合。故在治疗时，必须用补肾续骨之法，常配合入肾经的药物。筋骨相连，发生骨折时常伤及筋，筋伤则内动于肝，肝血不充，无以荣筋，筋失滋养而影响修复。肝血肾精不足，还可以影响骨折的愈合，所以在治疗时要补肾，同时须养肝、壮筋，常配合入肝经的药物。

（2）脾、胃：脾为仓廪之宫，主消化吸收。《素问·灵兰秘典论》曰："脾胃者，仓廪之官，五味出焉。"说明胃主受纳，脾主运化。运化是指把水谷化为精微，并将精微物质传输至全身的生理功能。脾对于气血的生成和维持人体正常活动所必需的营养起着重要的作用，故称脾胃为气血生化之源。此外，脾还具有统摄血液防止逸出脉外的功能，对损伤后的修复起着重要的作用。脾主肌肉、四肢，《素问·痿论》曰："脾主身之肌肉。"《灵枢·本神》曰："脾气虚则四肢不用。"全身的肌肉都要依靠脾胃所运化的水谷精微营养。营养好则肌肉壮实，四肢活动有力，即使受伤也容易痊愈；反之，若肌肉瘦削，四肢疲惫，软弱无力，则伤后不易恢复，所以损伤后要注意调理脾胃的功能。

胃气强，则五脏俱盛。脾胃运化功能正常，则消化吸收功能旺盛，水谷精微得以生气化血，气血充足，输布全身，损伤也容易恢复。如果脾胃运化失常，则化源不足，无以滋养脏腑筋骨。胃气弱则五脏俱衰，必然影响气血的生化和筋骨损伤的修复，所以有"胃气一败，百药难施"的说法，这正是脾主肌肉、四肢，四肢皆禀气于胃的道理。

（3）心、肺：心主血，肺主气。气血周流不息，输布全身，还有赖于心肺功能的健全。心肺调和，则气血得以正常循环输布，才能发挥温煦濡养的作用，而筋骨损伤才能痊愈。肺主一身之气，如果肺的功能受损，不但会影响呼吸功能，而且也会影响气的生成，从而导致全身性的气虚，出现疲倦无力、气短、自汗等症。《素问·痿论》曰："心主身之血脉。"主要是指心气有推动血液循环的功能。血液的正常运行，不仅需要心气的推动，而且赖于血液的充盈，气为血之帅，而又依附于血。因此损伤后出血过多，血液不足而心血虚损时，心气也会随之不足，出现心悸、胸闷、眩晕等症状。

（4）经络：经络内联脏腑，外络肢节，布满全身，是营卫气血循环的通路。《灵枢·本藏》曰："经脉者，所以行血气而营阴阳，濡筋骨，利关节者也。"指出经络有运行气血、营运阴阳、濡养筋骨、滑利关节的作用。所以经络一旦受伤就会使营卫气血的通路受到阻滞。经络的病候主要有两方面：一是脏腑的损伤病变可以累及经络，经络损伤病变又可内传脏腑而出现症状；二是经络运行阻滞，会影响其循行所过组织器官的功能，出现相应部位的症状。正如《杂病源流犀烛·跌仆闪挫源流》所言："损伤之患，必由外侵内，而经络藏府并与俱伤""亦必于藏府经络间求之"。因此在医治骨伤科疾患时，应根据经络、脏腑学说灵活辨证，调整其内脏的活动和相应的体表组织、器官的功能。

二、骨病的病机

（一）气血病机

1. 气滞血瘀

《素问·阴阳应象大论》曰："气伤痛，形伤肿。先痛而后肿者，气伤形也；先肿而后痛者，形伤气也。"肿与痛是气血运行受阻后筋骨关节病变的临床表现。

（1）气虚：气由先天之"肾中精气"、后天肺吸入的"清气"及脾胃化生的"水谷精气"组成。因生成不足或过度消耗而致病，见于严重或慢性的骨关节疾病，表现为神疲乏力、面色㿠白、少气懒言、胃纳不馨、自汗等。

（2）血虚：多由体内化生不足或失血过多引起，表现为面色苍白、爪甲失华、头晕目眩、心悸气短、舌淡白、脉细弱无力等。因血不养筋，常见关节僵硬痉挛、肢体麻木等症。

（二）脏腑病机

1. 肾精不足

骨的生长、发育、修复均依赖于肾精濡养。肾精不足，在小儿可发生五迟、五软，在成人则可发生骨痿。肾虚骨枯，外邪侵犯，则可发生骨痈疽、骨肿瘤。

2. 肝失调畅

《素问·痿论》曰："宗筋主束骨而利机关也。"筋与骨关节功能关系密切。筋的功能依赖于肝血的濡养和气机调畅，如筋病则可出现肢体麻木、关节挛缩或痿废失用。

3. 脾不健运

《素问·痿论》曰："脾主身之肌肉。"《灵枢·本神》曰："脾气虚则四肢不用。"脾为后天之本，水谷精微化生之源。脾病则运化失常，化生无源，肌肉筋骨失养。临床表现为肌肉瘦削，四肢疲惫，或痿缩不用，伤病亦难以恢复。

骨伤病的治疗方法

骨伤科的疗法主要有药物、手法、固定、练功等，临床中应根据病情有针对性地应用，必要时需配合针刀、微创、手术等综合疗法。

一、药物疗法

药物疗法是治疗骨伤科疾病的一种重要方法。人体是一个统一的整体，正常生命活动依赖于气血、营卫、脏腑、经络等维持。若机体遭受损伤，则其正常活动必然受到影响，可导致内在气血、营卫、脏腑、经络功能失调。因此，治疗损伤，必须从整体观念出发，才能取得良好的效果。

（一）内治法

根据损伤"专从血论""恶血必归于肝""肝主筋，肾主骨"，以及"客者除之，劳者温之，结者散之，流者攻之，燥者濡之"等骨伤科基本理论，临床应用可以归纳为下、消、清、开、和、续、补、舒等内治方法。

骨伤科常用内治法根据疾病分类不同，又可分为骨伤内治法与骨病内治法。

1. 骨伤内治法

（1）损伤三期辨证治法：根据损伤的发展过程，通常分初、中、后三期。三期分治方法是以调和疏通气血、生新续损、强筋健骨为主要目的。临证时，必须结合患者体质及损伤情况辨证施治。

初期治法：初期一般在伤后 1~2 周内，由于气滞血瘀，需消肿止痛，以活血化瘀为主，即采用"下法"或"消法"；若瘀血积久不消，郁而化热，或邪毒入侵，或迫血妄行，可用"清法"；气闭昏厥或瘀血攻心，则用"开法"。

①攻下逐瘀法：本法适用于损伤早期蓄瘀，大便不通，腹胀拒按，舌苔黄，脉洪大而数的体实患者。临床多用于胸、腰、腹部损伤蓄积而致的阳明腑实证，常用方剂有大承气汤、桃核承气汤、鸡鸣散加减等。

攻下逐瘀法属"下法"，常用苦寒泻下药以攻逐瘀血，通泄大便，排除积滞。由于药效峻猛，对年老体弱、气血虚衰者，以及妊娠妇女、经期及产后失血过多者，应当禁用或慎用该法。

②行气消瘀法：为骨伤科内治法中常用的一种治疗方法，适用于损伤后有气滞血瘀，局部肿痛，无里实热证，或有某种禁忌而不能猛攻急下者。常用的方剂有以

消瘀活血为主的桃红四物汤、复元活血汤、活血止痛汤，以行气为主的柴胡疏肝散、复元通气散、金铃子散，以及活血祛瘀、行气止痛并重的血府逐瘀汤、膈下逐瘀汤、顺气活血汤等。临证可根据损伤的不同，或重于活血化瘀，或重于行气止痛，或活血行气并重。

行气消瘀法属于"消法"，具有消散瘀血的作用。行气消瘀方剂一般并不峻猛，如需逐瘀通下，可与攻下药配合，但对于年老、体虚者，妇女妊娠、产后、经期，幼儿等，仍需慎用。

③清热凉血法：包括清热解毒与凉血止血两法。适用于跌扑损伤后积瘀化热，热毒蕴结于内，或创伤感染，邪毒侵袭，火毒内攻，迫血错经妄行等证。常用的清热解毒方剂有五味消毒饮、黄连解毒汤，凉血止血方剂有清营汤、犀角地黄汤等。

清热凉血法属"清法"，药性寒凉，若身体素虚，脏腑虚寒，饮食素少，肠胃虚滑，或妇女分娩后有热证者，均慎用。《疡科选粹》曰："盖血见寒则凝。"应用本法应注意防止寒凉太过。

④开窍活血法：属"开法"，是用辛香开窍、活血化瘀、镇心安神的药物，以治疗跌仆损伤后气血逆乱、气滞血瘀、瘀血攻心、神昏窍闭等危重症的一种急救方法，

适用于头部损伤或跌打重症神志昏迷者。神志昏迷可分为闭证和脱证两种：闭证是实证，治宜开窍活血，镇心安神；脱证是虚证，是伤后元阳衰微，浮阳外脱的表现，治宜固脱，忌用开窍，常用方剂有苏合香丸、复苏汤、羚角钩藤汤、镇肝熄风汤等。若热毒蕴结筋骨而致神昏谵语、高热抽搐者，宜用紫雪丹合清营凉血之剂。开窍药走窜性强，易引起流产、早产，孕妇慎用。

（2）中期治法：中期在损伤后3~6周内，虽损伤症状改善，肿胀瘀阻渐趋消退，疼痛逐渐减轻，但瘀阻去而未尽，疼痛减而未止，仍应以活血化瘀、和营生新、接骨续筋为主，故以"和""续"两法为基础。

①和营止痛法：属"和法"，适用于损伤后，虽经消、下等法治疗，但仍气滞瘀凝，肿痛尚未尽除，而继续运用攻下之法又恐伤正气，常用方剂有和营止痛汤、橘术四物汤、定痛和血汤、和营痛气散等。

②接骨续筋法：属"续法"，适用于损伤中期，筋骨已有连接但未坚实者。瘀血不去则新血不生，新血不生则骨不能合，筋不能续，所以使用接骨续筋药，佐活血祛瘀之药，以活血化瘀、接骨续筋，常用的方剂有续骨活血汤、新伤续断汤、接骨丹、接骨紫金丹等。

（3）后期治法：后期为损伤7~8周以后，瘀肿已消，但筋骨尚未坚实，功能尚未恢复，应以补气养血、补益肝肾、补养脾胃为主，称为"补法"；筋肌拘挛，风寒湿痹，关节屈伸不利者，则予以温经散寒、舒筋活络，称为"舒法"。

①补气养血法：本法是使用补养气血药物，使气血旺盛以濡养筋骨的治疗方法。凡外伤筋骨，内伤气血，以及长期卧床，出现气血亏损、筋骨痿弱等症候，均可应用本法。损伤气虚为主，用四君子汤；损伤血虚为主，用四物汤；气血双补用八珍汤或十全大补汤。对损伤大出血而引起的血脱者，补益气血法要及早使用，以防气随血脱，方选当归补血汤，重用黄芪。

②补益肝肾法：又称强壮筋骨法，凡骨折、脱位、筋伤的后期，年老体弱，筋骨痿弱，肢体关节屈伸不利，骨折迟缓愈合，骨质疏松等属肝肾亏虚者，均可使用本法加强肝肾功能，加速骨折愈合，增强机体抗病能力，以利损伤的修复，常用的方剂有壮筋养血汤、生血补髓汤。如肾阴虚用六味地黄汤或左归丸，肾阳虚用金匮肾气丸或右归丸，筋骨痿软、疲乏衰弱者用健步虎潜丸、壮筋续骨丸等。在补益肝肾法中参以补气养血药，可增强养肝益肾的功效，加速损伤筋骨的康复。

③补养脾胃法：适用于损伤后期，耗伤正气，或长

期卧床缺乏活动，而致脾胃气虚，运化失职，饮食不消，四肢疲乏无力，肌肉萎缩者。因胃主受纳，脾主运化，补益脾胃可促进气血生化，充养四肢百骸，本法即通过助生化之源而加速损伤筋骨的修复，为损伤后期常用之调理方法，常用方剂有补中益气汤、参苓白术散、归脾汤、健脾养胃汤等。

④舒筋活络法：属"舒法"，适用于损伤后期，气血运行不畅，瘀血未尽，腠理空虚，复感外邪，以致风寒湿邪入络，遇气候变化则局部症状加重的陈伤旧疾的治疗。本法主要使用活血药和祛风通络药，以宣通气血，祛风除湿，舒筋通络。如陈伤旧患寒湿入络者用小活络丹、大活络丹、麻桂温经汤：肢节痹痛者，用蠲痹汤、舒筋汤、舒筋活血汤；腰痹痛者，用独活寄生汤、三痹汤。祛风寒湿药，药性多辛燥，易损伤阴血，故阴虚者慎用，或配合养血滋阴药同用。

上述分期治疗原则，必须灵活变通，对特殊病例尤须仔细辨证，正确施治，不可拘泥规则或机械分期。

2.损伤部位辨证治法

损伤虽同属瘀血，但由于损伤的部位不同，治疗的方药也有所不同。因此，选用主方后，可根据损伤的部位不同加入几味引经药，使药力作用于损伤部位，加强治疗效果。明代医家异远真人《跌损妙方·用药歌》曰："归尾兼生地，槟榔赤芍宜。四味堪为主，加减任迁移。乳香并没药，骨碎以补之。头上加羌活，防风白芷随。胸中加枳壳，枳实又云皮。腕下用桔梗，菖蒲厚朴治。背上用乌药，灵仙妙可施。两手要续断，五加连桂枝。两胁柴胡进，胆草紫荆医。大茴与故纸，杜仲入腰支。小茴与木香，肚痛不须疑。大便若阻隔，大黄枳实堆。小便如闭塞，车前木通提。假使实见肿，泽兰效最奇。倘然伤一腿，牛膝木瓜知。全身有丹方，饮酒贵满卮。苎麻烧存性，桃仁何累累。红花少不得，血竭也难离。"该歌诀介绍跌打损伤主要配合部位引经药和随证加减用药法，便于损伤的辨证治疗。

　　骨病的发生可能与损伤有关，但其病理变化、临床表现与损伤并不相同，故治疗有其特殊性。《素问·至真要大论》曰："寒者热之，热者寒之……客者除之，劳者温之，结者散之。"骨病的用法基本遵循上述原则。如骨痈疽多属热证，"热者寒之"，宜用清热解毒法；骨痨多属寒证，"寒者热之"，宜用温阳驱寒法；痹证因风寒湿邪侵袭，"客者除之"，宜用舒筋活络法；骨病局部出现结节、肿块、癥瘕积聚，"结者散之"，宜用祛痰散结法。"清法"与"舒法"已在骨伤内治法中阐述，骨病内治法补充"温法"与"散法"。

（1）温阳驱寒法：属"温法"，适用于阴寒内盛之骨痨或附骨疽。本法是用温阳通络的药物，使阴寒凝滞之邪得以驱散。流痰初起，患处漫肿酸痛，不红不热，形体恶寒，口不渴，小便清利，苔白，脉迟等内有虚寒现象者，可选用阳和汤加减。阳和汤以熟地黄大补气血为君，鹿角胶生精补髓、养血助阳、强壮筋骨为辅，麻黄、姜、桂宣通气血，使上述两药补而不滞，主治一切阴疽。

（2）祛痰散结法：属"散法"，适用于骨病见无名肿块，痰浊留滞于肌肉或经隧之内者。骨病的癥瘕积聚均为痰滞交阻、气血凝留所致。此外，外感六淫或内伤情志，以及体质虚弱等，亦能使气机阻滞，液聚成痰。本法在临床运用时要针对不同病因，与下法、消法、和法等配合使用，才能达到化痰、消肿、软坚之目的。常用方剂有二陈汤、温胆汤、苓桂术甘汤等。

二、外治法

损伤外治法是指对损伤局部进行治疗的方法，在骨伤科治疗中占有重要的地位。清代吴师机《理瀹骈文》载："外治之理，即内治之理；外治之药，即内治之药，所异者法耳。"临床外用药物大致可分为敷贴药、搽擦药、熏洗湿敷药与热敷药。

（一）敷贴药

外用药应用最多的剂型是药膏、膏药和药散三种。使用时将药物制剂直接敷贴在损伤局部，使药力发挥作用，可收到较好疗效。正如吴师机论其功用为："一是拔，二是截，凡病所结聚之处，拔之则病自出，无深入内陷之患；病所经由之处，截之则邪自断，无妄行传变之虞。"

1. 药膏

又称敷药或软膏。将药碾成细末，然后选加饴糖、蜜、油、水、鲜草药汁、酒、醋或医用凡士林等，调匀如厚糊状，涂敷伤处，如消瘀止痛药膏、定痛膏、双柏膏、接骨续筋药膏、金黄膏、四黄膏、生肌玉红膏等。

2. 膏药

古称薄帖，是中医学外用药物中的一种特有剂型。《肘后备急方》中就有膏药制法的记载，后世广泛应用于各科的治疗，骨伤科临床应用更为普遍。

膏药是将药物碾成细末，配以香油、黄丹或蜂蜡等基质炼制而成，然后摊在皮纸或布上备用。临床应用时将药膏烘热烊化后贴患处，如狗皮膏、万灵膏等。

3. 药散

又称药粉、掺药。将药物碾成极细的粉末，收贮瓶内备用。使用时可将药散直接掺于伤口处，或置于膏药上，将膏药烘热后贴患处，如云南白药、丁桂散、桂麝散等。

（二）搽擦药

搽擦法始见于《素问·血气形志》，其中记载"经络不通，病生于不仁，治之以按摩醪药"。醪药是配合按摩而涂搽的药酒。搽擦药可直接涂搽于伤处，或在施行理筋手法时配合推擦等手法使用，或在热敷熏洗后进行自我按摩时涂搽。

1. 酊剂

又称为外用药酒或外用药水，用药与白酒、醋浸制而成。近年来还有用乙醇溶液浸泡加工炼制而成的酒剂，具有活血止痛、舒筋活络、追风祛寒的作用，如伤筋药水、正骨水等。

2. 油膏与油剂

用香油把药物熬煎去渣后制成油剂，或加黄蜡，或加白蜡，收膏炼制而成油膏，具有温经通络、消散瘀血的作用。适用于关节筋络寒湿冷痛等证，也可配合手法或于练功前后局部搽擦。常用的有跌打万花油、活络油膏、伤油膏等。

（三）熏洗湿敷药

1. 热敷熏洗

古称"淋拓""淋渫""淋洗"或"淋浴"，是将药物置于锅或盆中加水煮沸后熏洗患处的一种方法。先用热气熏蒸患处，待水温稍减后用药水浸洗患处。冬季气温低，可在患处加盖棉垫，以保持热度持久。每日2次，每次15~30分钟，每帖药可熏洗数次。药水因蒸发而减少时，可酌加适量水再煮沸熏洗，具有舒松关节筋络、疏导腠理、流通气血、活血止痛的作用。本法适用于关节强直拘挛、酸痛麻木或损伤兼夹风湿者，多用于四肢关节、腰背部的伤患，常用的有散瘀和伤汤、海桐皮汤、八仙逍遥汤、上肢损伤洗方、下肢损伤洗方等。

2. 湿敷洗涤

古称"溻渍""洗伤"等，在《外科精义》中有"其在四肢者溻渍之，其在下者浴渍之"的记载。多用于创伤，使用方法是"以净帛或新棉蘸药水""渍其患处"。现临床上把药制成水溶液，供创伤伤口湿敷洗涤用，常用的有金银花煎水、野菊花煎水、2%~20%黄柏溶液，以及蒲公英等鲜药煎汁。

（四）热熨药

热熨法是一种热疗方法。《普济方·折伤门》有"凡伤折者，有轻重浅深久新之异，治法亦有服食淋熨贴熁之殊"的记载。本法选用温经祛寒、行气活血止痛的药物，加热后用布包裹，热敷患处，借助其热力作用于局部,适用于不宜外洗的腰脊躯体之新伤、陈伤。

1. 坎离砂

又称风寒砂。用铁砂加热后与醋水煎成药汁搅拌后制成,临用时加醋少许拌匀置布袋中,数分钟内会自然发热,热熨患处,适用于陈伤兼有风湿证者。

2. 熨药

俗称"腾药"。将药置于布袋中,扎好袋口放在蒸锅中,经蒸气加热后熨患处,适用于各种风寒湿肿痛证,能舒筋活络,消瘀退肿。常用的有正骨熨药等。

3. 其他

如将粗盐、黄砂、米糠、麸皮、吴茱萸等炒热后,装入布袋中热熨患处。民间还采用葱姜豉盐炒热,布包罨脐上治风寒。这些方法简便有效,适用于各种风寒湿型筋骨痹痛、腹胀痛及尿潴留等病证。

第二章 骨科常见病与多发病的临床证治

颈椎病

颈椎病是指颈椎骨质增生、颈项韧带钙化、颈椎间盘退行性改变等，刺激或压迫颈部神经、脊髓、血管而产生的一系列症状和体征的综合征，是一种常见病。中医学虽然没有颈椎病的提法，但相关症状散见于痹证、痿证、项强、眩晕等方面的论述。

一、病因病机

本病多见于 40 岁以上中老年患者，多因慢性劳损或急性外伤引起。由于颈项部日常活动频繁，活动度较大，易受外伤，因而中年以后颈部常易发生劳损，如长期从事低头伏案工作的会计、誊写、缝纫、刺绣等职业者，或长期使用电脑者，或颈部受过外伤者，或由于年高肝肾不足，筋骨懈惰，引起椎间盘萎缩变性，弹力减小，向四周膨出，椎间隙变窄，继而出现椎体前后缘与钩椎关节的增生，小关节关系改变，椎体半脱位，椎间孔变窄，黄韧带肥厚、变性及项韧带钙化等一系列改变。椎体增生的骨赘可引起周围膨出的椎间盘、后纵韧带、关节囊的反应充血、肿胀、纤维化、钙化等，共同形成混合性突出物。当此类劳损性改变影响到颈部神经根、颈部脊髓或颈部主要血管时，即可发生一系列相关的症状和体征。颈椎病常见的基本类型有神经根型、脊髓型、椎动脉型和交感神经型，若同时合并两种或两种以上类型者为混合型。

1. 神经根型颈椎病

亦称痹痛型颈椎病，是各型中发病率最高、临床最为多见的一种，主要表现为与脊神经根分布区相一致的感觉、运动障碍及反射变化。神经根症状的产生是由于颈部韧带肥厚钙化、颈椎间盘退变、骨质增生等病变，使椎间孔变窄，脊神经根受到压迫或刺激而导致的。第5~6颈椎及第6~7颈椎之间关节活动度较大，因此发病率较其余颈椎关节为高。

2. 脊髓型颈椎病

亦称瘫痪型颈椎病。此型比较多见，且症状严重，以慢性进行性四肢瘫痪为特征。一旦延误诊治，常发展成为不可逆性神经损害。由于主要损害脊髓，且病程多呈慢性进展，遇诱因后加重，临床表现为损害平面以下的感觉减退及上运动神经元损害症状。损害平面以下感觉减退多表现为麻木、肌力下降、肌张力增加等症状。脊髓型颈椎病患者多有根管狭窄，加之前后方的压迫而发病。突出的椎间盘、骨赘、后纵韧带钙化及黄韧带肥厚可造成椎管的继发性狭窄，若合并椎关节不稳，更增加了对脊髓的刺激或压迫。

3.椎动脉型颈椎病

亦称眩晕型颈椎病。椎动脉第2段通过颈椎横突孔，在椎体旁走行。当钩椎关节增生时，可对椎动脉造成挤压和刺激，引起脑供血不足，产生头晕、头痛等症状。当颈椎退变、椎节不稳时，横突孔之间的相对位移加大，穿行其间的椎动脉受刺激机会较多，椎动脉本身可以发生扭曲，引起脑的不同程度供血障碍。

4.交感神经型颈椎病

颈椎间盘退变及其继发性改变，刺激交感神经而引起相关症候群者，称为交感神经型颈椎病。

二、诊断要点

(一)神经根型颈椎病

1.症状：多数无明显外伤史。大多患者逐渐感到颈部单侧局限性疼痛，颈根部呈电击样向肩、上臂、前臂乃至手指放射，且有麻木感，或以疼痛为主，或以麻木为主。疼痛呈酸痛、灼痛或电击样痛，颈部后伸、咳嗽，甚至腹压增加时疼痛可加重。上肢沉重，酸软无力，持物易坠落。部分患者可有头晕、耳鸣、耳痛、握力减弱及肌肉萎缩，此类患者的颈部常无疼痛感觉。

2. 体征：颈部活动受限、僵硬，颈椎横突尖前侧有放射性压痛，患侧肩胛骨内上部也常有压痛点，部分患者可摸到条索状硬结，受压神经根皮肤节段分布区感觉减退，腱反射异常，肌力减弱。第 5~6 颈椎间病变时，刺激颈 6 神经根引起患侧拇指或食指感觉减退；第 6~7 颈椎间病变时，则刺激颈 7 神经根而引起食指、中指感觉减退。臂丛神经牵拉试验阳性，颈椎间孔挤压试验阳性。

3. 影像学检查：颈椎正侧位、双侧斜位或侧位过伸、过屈位 X 线摄片检查，显示椎体增生，钩椎关节增生，椎间隙变窄，颈椎生理曲度减小、消失或反弓，轻度滑脱，项韧带钙化和椎间孔变小等改变。

4. 鉴别诊断：神经根型颈椎病应与尺神经炎、胸廓出口综合征、腕管综合征等疾病做鉴别。

（二）脊髓型颈椎病

1. 症状：缓慢进行性双下肢麻木、发冷、疼痛，走路欠灵、无力，腿打软，易绊倒，不能跨越障碍物。休息时症状缓解，紧张、劳累时加重，时缓时剧，逐步加重。疾病晚期下肢或四肢瘫痪，二便失禁或尿潴留。

2. 体征：颈部活动受限不明显，上肢活动欠灵活，双侧脊髓传导束的感觉与运动障碍，即受压脊髓节段以下感觉障碍，肌张力增高，腱反射亢进，锥体束征阳性。

3. 影像学检查：X 线摄片检查示颈椎生理曲度改变，椎间隙狭窄，椎体后缘唇样骨赘，椎间孔变小。CT 检查可见颈椎间盘变性，颈椎增生，椎管前后径缩小，脊髓受压等改变。MRI 检查示受压节段脊髓有信号改变，脊髓受压呈波浪样压迹。

4. 鉴别诊断：脊髓型颈椎病应与脊髓肿瘤、脊髓空洞症等疾病做鉴别。

（三）椎动脉型颈椎病

1. 症状：主要有单侧颈枕部或枕顶部发作性头痛，视力减弱，耳鸣、听力下降，眩晕，可见猝倒发作。

2. 体征：常因头部活动到某一位置时诱发或加重，头颈旋转时引起眩晕发作是本病的最大特点。

3. 影像学检查：椎动脉血流检测及椎动脉造影检查可协助诊断辨别椎动脉是否正常，有无压迫、迂曲、变细或阻滞。X 线摄片检查可显示椎关节不稳及钩椎关节侧方增生。

4. 鉴别诊断：椎动脉型颈椎病应与眼源性、耳源性眩晕及脑部肿瘤等疾病相鉴别。

（四）交感神经型颈椎病

1. 症状：症见头痛或偏头痛，有时伴有恶心、呕吐，颈肩部酸困疼痛，上肢发凉发绀，眼部视物模糊，眼窝胀痛，眼睑无力，瞳孔扩大或缩小，常有耳鸣、听力减退或消失，心前区持续性压迫痛或钻痛，心律不齐，心跳过速。

2. 体征：头颈部转动时症状可明显加重，压迫不稳定椎体的棘突可诱发或加重交感神经症状。

3. 鉴别诊断：单纯交感神经型颈椎病诊断较为困难，应注意与冠状动脉供血不足、神经官能症等疾病鉴别。

三、治疗

以手法治疗为主，配合药物、牵引、练功等治疗。

（一）理筋手法

为治疗颈椎病的主要方法，能使部分患者较快缓解症状。先在颈项部用点压、拿捏、弹拨、揉、按摩等舒筋活血、通络止痛的手法，放松紧张痉挛的肌肉，然后用颈项旋扳法。患者取稍低坐位，术者站于患者的侧后，以同侧肘弯托住患者下颌，另一手托其后枕部，嘱患者颈部放松，将患者头部向头顶方向牵引，而后向本侧旋转，当接近限度时，再以适当的力量使其继续旋转，可闻及轻微的关节弹响声，之后再行另一侧的旋扳。此手法必须在颈部肌肉充分放松、始终保持头部的上提力量下旋扳，不可用暴力。旋扳手法若使用不当有一定危险，故宜慎用，脊髓型颈椎病禁用，以免发生危险。最后用放松手法，缓解治疗手法引起的疼痛不适感。

（二）药物治疗

治宜补肝肾，祛风寒，活络止痛，可内服补肾壮筋汤、补肾壮筋丸或颈痛灵、颈复康、根痛平冲剂等中成药。麻木明显者，可内服全蝎粉，早晚各 1.5g，开水调服；眩晕明显者，可服愈风宁心片，亦可静脉滴注丹参注射液；急性发作，颈臂痛较重者，治宜活血舒筋，可内服舒筋汤。

（三）牵引治疗

通常采用枕颌带牵引法。患者可取坐位或仰卧位牵引，牵引姿势以头部略向前倾为宜，牵引重量可逐渐增大到 6~8kg，隔日或每日 1 次，每次 30 分钟。枕颌牵引可以缓解肌肉痉挛，扩大椎间隙，流畅气血，减轻压迫刺激症状。

（四）练功活动

做颈项前屈后伸、左右侧屈、左右旋转及前伸后缩等活动锻炼。此外，还可以做体操、太极拳、健美操等运动锻炼。

四、预防与调护

合理用枕，选择合适的高度与硬度，保持良好的睡眠体位。长期伏案工作者，应注意经常做颈项部的功能活动，以避免长时间处于某一低头姿势而发生慢性劳损。急性发作期应注意休息，以静为主，以动为辅，也可用颈围或颈托固定 1~2 周。慢性期以活动锻炼为主。颈椎病病程较长，非手术治疗症状易反复，患者往往有悲观心理和急躁情绪，因此要注意心理调护，以科学的态度向患者做好宣传和解释工作，帮助患者树立信心，配合治疗，早日康复。

肩关节周围炎

肩关节周围炎是一种以肩痛、肩关节活动障碍为主要特征的筋伤，简称"肩周炎"（以下统称"肩周炎"）。

其病名较多，因睡眠时肩部受凉引起的称"漏肩风"或"露肩风"；因肩部活动明显受限，形同冻结而称"冻结肩"；因该病多发于50岁左右患者，又称"五十肩"，还有称"肩凝风""肩凝症"。肩周炎的病理表现主要是肩关节囊及其周围韧带、肌腱的慢性非特异性炎症，关节囊与周围组织发生粘连，又称"粘连性关节囊炎"。女性发病率高于男性，多为慢性发病。

一、病因病机

本病的确切病因未明，但一般认为与下列因素有关：年过五旬，肝肾渐衰，气血虚亏，筋肉失于濡养，局部组织退变，常常是本病的发病基础。加之肩部外伤劳损、外感风寒湿邪或因伤长期制动，易致肩部筋脉不通，气血凝滞，肌肉痉挛，是诱发本病的常见因素。外伤劳损为其外因，气血虚弱、血不荣筋为其内因。西医学多认为与自身免疫异常有关，因50岁左右为更年期，此阶段性激素水平急剧下降，神经、内分泌及免疫功能失调，致使肩袖及肱二头肌长头肌腱磨损部位出现自身免疫反应，并逐渐导致弥漫性关节囊炎。另外，肩周炎发病与甲状腺功能亢进、冠心病、颈椎病等有关，且与糖尿病在发病上有高度相关性。

肩周炎的主要病理变化为肩关节囊的挛缩或关节外肌腱、韧带的粘连，关节囊明显增厚，滑膜充血水肿，关节腔容量减小，致使肩关节活动发生障碍。患者肩周组织的病理学检查显示肱骨头周围的关节囊增厚、挛缩；组织学观察为炎症细胞浸润和纤维化，肩周所有组织都有轻度炎性改变，包括肌腱的滑动面。

二、诊断要点

多数患者呈慢性发病，隐匿进行，少数有外伤史，多见于中老年人。病症初发时轻微，以后逐渐加重，疼痛一般以肩关节的前部、外侧部为重，多为酸痛、钝痛或呈刀割样痛，夜间尤甚，影响睡眠；可牵涉至同侧的颈背部、肘部或手部，症状可因肩臂运动加重。肩关节各方向运动受限，但以外展、外旋、后伸障碍为著，重者出现典型的"扛肩"现象。

查体肩部无明显肿胀，肩周肌肉痉挛，病程长者可见肩臂肌肉萎缩，尤以三角肌为明显；压痛部位多在肩峰下滑囊、结节间沟、喙突、大结节等处，亦常见广泛性压痛而无局限性压痛点；肩外展试验阳性。X线检查多无阳性发现，但对鉴别诊断有意义，有时可见骨质疏松、冈上肌腱钙化或大结节处有密度增高的阴影。

本病属自限性疾病，病程一般数月，但也可长达2

年。根据不同病理过程和病情状况，可将本病分为急性疼痛期、粘连僵硬期和缓解恢复期。

1. 疼痛期

主要临床表现为逐渐加重的肩部疼痛，肩关节活动受限，是由于疼痛引起的肌肉痉挛，韧带、关节囊挛缩所致，但肩关节本身尚能有相当范围的活动度。此期病程约为1个月，亦可延续2~3个月。若积极治疗，可直接进入缓解期。

2. 僵硬期

肩部疼痛逐渐减轻，但肩关节因肩周软组织广泛粘连，活动范围严重受限，主动和被动的肩内旋、外旋和外展活动度全面下降，出现"肩胛联动症""耸肩"现象及肩部肌肉挛缩。一般需要3~6个月，方能缓解而进入恢复期。

3. 恢复期

肩部疼痛基本消失，肩关节的挛缩、粘连逐渐消除而恢复正常功能。此期约为6个月。

肩周炎需与神经根型颈椎病、风湿性关节炎、冈上肌肌腱炎、肩袖损伤等疾病相鉴别。

三、治疗

以手法治疗为主，配合药物、针灸、理疗、封闭及练功等治疗。

（一）理筋手法

患者端坐位、侧卧位或仰卧位，术者先运用滚法、揉法、拿捏法作用于肩前、肩后和肩外侧，用右手的拇指、食指、中指三指对握三角肌束，做垂直于肌纤维走行方向的拨法，再拨动痛点附近的冈上肌、胸肌以充分放松肌肉；然后术者左手扶住患者肩部，右手握患手，做牵拉、抖动和旋转活动；最后帮助患肢做外展、内收、前屈、后伸等动作，解除肌腱粘连，帮助功能活动恢复。手法治疗时，会引起不同程度的疼痛，要注意用力适度，切忌简单粗暴，以患者能忍受为度，隔日治疗 1 次，10 次为 1 个疗程。

对长期治疗无效，肩关节广泛粘连，活动功能障碍的患者，可以运用扳动手法松解肩部粘连。施法应在臂丛麻醉或全麻下进行，使肌肉放松，避免并发骨折。对于合并有肩关节半脱位或严重骨质疏松症的患者，应慎用或禁用。

（二）药物治疗

1. 内服药：风寒湿阻型治宜祛风散寒，舒筋通络，方用独活寄生汤或三痹汤等；气血瘀滞型治宜活血化瘀，行气止痛，方用身痛逐瘀汤加减；气血亏虚型治宜益气养血，舒筋通络，方用当归鸡血藤汤加减。

2. 外用药：急性期疼痛、触痛敏感，肩关节活动障碍者，可选用海桐皮汤热敷熏洗或寒痛乐热熨，外贴伤湿止痛膏等。

（三）针灸疗法

取肩髃、肩俞、臂臑、巨骨、曲池等穴，并可"以痛为腧"取穴，常用泻法，或结合灸法，每日1次。

（四）物理疗法

可采用超短波、微波、低频电疗、磁疗、蜡疗、光疗等，以减轻疼痛，促进恢复。对老年患者，不可长期电疗，以防软组织弹性更加减低，反而有碍恢复。

（五）封闭疗法

对疼痛明显且有固定压痛点者可做痛点封闭治疗。

（六）练功活动

练功疗法是治疗过程中不可缺少的重要步骤，应鼓励患者做上肢外展、上举、内旋、外旋、前屈、后伸、环转等运动，如"内外运旋""叉手托上""手拉滑车""手指爬墙""体后拉手"等动作。锻炼要酌情而行，循序渐进，持之以恒，久之可见效果。操之过急，有损无益。

四、预防与调护

肩周炎有自愈倾向，其自然转归期多在数月至2年左右。初始时疼痛和僵硬缓慢加重，达到某种程度后逐渐缓解，但自然病程长、疗效慢、痛苦大，功能恢复不全，且治愈后有可能复发。因此要鼓励患者树立信心，配合治疗，加强自主练功活动，以增进疗效，缩短病程，加速痊愈。平时要注意肩部保暖，勿受风寒湿邪侵袭，坚持合理的运动，以增强肩关节周围肌肉和肌腱的强度。急性期应减少肩关节活动，减少持重，必要时采取一些固定和镇痛的措施。慢性期以积极进行肩关节功能锻炼为主。

腰椎间盘突出症

腰椎间盘突出症，又称腰椎间盘纤维环破裂髓核突出，因腰椎间盘发生退行性变，在外力的作用下，使纤维环破裂、髓核突出，刺激或压迫神经根，而引起的以腰痛及下肢坐骨神经放射痛等症状为特征的腰腿痛疾患，亦是临床最常见的腰腿痛疾患之一。

一、病因病机

本病好发于 20~40 岁青壮年，男性多于女性。多数患者因腰扭伤或劳累而发病，少数可无明显外伤史。

两个椎体之间是由椎间盘相连接，构成脊椎骨的负重关节，为脊柱活动的枢纽。每个椎间盘由纤维环、髓核、软骨板三个部分组成。纤维环位于椎间盘的外周，为纤维软骨组织所构成，其前部紧密地附着于坚强的前纵韧带，后部及后外侧处最薄弱，较疏松地附着于薄弱的后纵韧带；髓核位于纤维环之内，为富有弹性的乳白色透明胶状体，髓核组织在幼年时呈半液体状态或胶冻样，随着年龄增长，其水分逐渐减少，纤维细胞、软骨细胞和无定型物质逐渐增加，以后髓核变成颗粒状和脆弱易碎的退行性组织；软骨板位于椎体的上、下面，由透明软骨构成。腰椎间盘具有很大的弹性，起着稳定脊柱、缓冲震荡等作用。腰前屈时椎间盘前方承重，髓核后移；腰后伸时椎间盘后方负重，髓核前移。

随着年龄的增长，以及在日常生活工作中，椎间盘不断遭受脊柱纵轴的挤压力、牵拉力和扭转力等外力作用，使椎间盘不断发生退行性变，髓核含水量逐渐减少而失去弹性，继之使椎间隙变窄，周围韧带松弛，或产生裂隙，形成腰椎间盘突出的内因；急性或慢性损伤是发生腰椎间盘突出的外因，当腰椎间盘突然或连续受到不平衡外力作用时，如弯腰提取重物时，姿势不当或准备欠充分的情况下搬动或抬举重物，或长时间弯腰后猛然伸腰，使椎间盘后部压力增加，甚至由于腰部的轻微扭动，如弯腰洗脸、打喷嚏或咳嗽，发生纤维环破裂，髓核向后侧或后外侧突出。

由于椎间盘退变是发病的重要内在因素，少数患者可无明显外伤史，只有受凉史而发病，多为纤维环过于薄弱，肝肾功能失调，风寒湿邪乘虚而入，腰部受凉后，引起腰肌痉挛，促使已有退行性变的椎间盘突出。

下腰部是全身应力的中点，负重及活动度大，损伤概率高，是腰椎间盘突出的好发部位。其中以腰 $_{4、5}$ 椎间盘发病率最高，腰 $_5$、骶 $_1$ 椎间盘次之。

纤维环破裂时，突出的髓核压迫和挤压硬脊膜及神经根，是造成腰腿痛的根本原因。若未压迫神经根时，只有后纵韧带受刺激，而以腰痛为主。若突破后纵韧带而压迫神经根时，则以腿痛为主。坐骨神经由第 4 和第 5 腰神经前支和第 1~3 骶神经前支的纤维组成，故腰 $_{4、5}$ 和腰 $_5$、骶 $_1$ 的椎间盘突出，可引起下肢坐骨神经痛。初起神经根受到激惹，出现该神经支配区的放射痛、感觉过敏、腱反射亢进等征象。日久突出的椎间盘与神经根、硬膜发生粘连，长期压迫神经根，导致部分神经功能障碍，故除了反射痛外，尚有支配区放射痛、感觉减退、腱反射减弱甚至消失等现象。

多数髓核向后侧方突出，为侧突型。单侧突出者，出现同侧下肢症状；若髓核自后纵韧带两侧突出，则出现双下肢症状，多为一先一后，一轻一重，似有交替现象。髓核向后中部突出，为中央型，巨大突出压迫马尾神经，出现马鞍区麻痹及双下肢症状。

二、诊断要点

多有不同程度的腰部外伤史。

（一）主要症状

腰痛和下肢坐骨神经放射痛。腰腿疼痛可在咳嗽、打喷嚏、用力排便等动作使腹腔内压升高时加剧，步行、弯腰、伸膝起坐等牵拉神经根的动作也使疼痛加剧，腰前屈活动受限，屈髋屈膝、卧床休息可使疼痛减轻。重者卧床不起，翻身极感困难。病程较长者，其下肢放射痛部位感觉麻木、冷感、无力。中央型突出造成马尾神经压迫症状为会阴部麻木、刺痛，二便功能障碍，阳痿或双下肢不全瘫痪。少数病例的起始症状是腿痛，而腰痛不甚明显，或仅有腰痛。

（二）主要体征

1.腰部畸形：腰肌紧张、痉挛，腰椎生理前凸减少、消失，或后凸畸形，不同程度的脊柱侧弯。

2.腰部压痛和叩痛：突出的椎间隙棘突旁有压痛和叩击痛，并沿患侧的大腿后侧向下放射至小腿外侧、足跟部或足背外侧。沿坐骨神经走行有压痛。

3.腰部活动受限：急性发作期腰部活动可完全受限，绝大多数患者腰部伸屈和左右侧弯功能活动呈不对称性受限。

4.皮肤感觉障碍：受累神经根所支配区域的皮肤感觉异常，早期多为皮肤过敏，渐而出现麻木、刺痛及感觉减退。L_{3-4} 椎间盘突出，压迫 L_4 神经根，引起大腿前侧、小腿前内侧皮肤感觉异常；腰 $_{4、5}$ 椎间盘突出，压迫 L_5 神经根，引起小腿前外侧、足背前内侧和足底皮肤感觉异常；L_5、S_1 椎间盘突出，压迫 S_1 神经根，引起小腿后外侧、足背外侧皮肤感觉异常；中央型突出则表现为马鞍区麻木，膀胱、肛门括约肌功能障碍。

5.肌力减退或肌萎缩：受压神经根所支配的肌肉可出现肌力减退、肌萎缩。L_4 神经根受压，引起股四头肌（股神经支配）肌力减退、肌肉萎缩；L_5 神经根受压，引起伸肌力减退；S_1 神经根受压，引起踝跖屈和立位单腿翘足跟力减退。

6.腱反射减弱或消失：L_4 神经根受压，引起膝反射减弱或消失；S_1神经根受压，引起跟腱反射减弱或消失。

7.特殊检查：直腿抬高试验阳性，加强试验阳性；屈颈试验阳性（头颈部被动前屈，使硬脊膜囊向头侧移动，牵张作用使神经根受压加剧，而引起受累的神经痛）；仰卧挺腹试验与颈静脉压迫试验阳性（压迫患者的颈内静脉，使脑脊液回流暂时受阻，硬脊膜膨胀，神经根与突出的椎间盘产生挤压，而引起腰腿痛），股神经牵拉试验阳性（为高位腰椎间盘突出的体征）。

（三）影像学检查

1.X线摄片检查：正位片可显示腰椎侧凸，椎间隙变窄或左右不等，患侧间隙较宽。侧位片显示腰椎前凸消失，甚至反张后凸，椎间隙前后等宽或前窄后宽，椎体可见许莫氏结节，或有椎体缘唇样增生等退行性改变。X线平片的显示必须与临床的体征定位相符合才有意义，以排除骨病引起的腰骶神经痛，如结核、肿瘤等。

2.脊髓造影检查：椎间盘造影能显示椎间盘突出的具体情况；蛛网膜下腔造影可观察蛛网膜下腔充盈情况，能较准确地反映硬脊膜受压程度和受压部位，以及椎间盘突出部位和程度；硬膜外造影可描绘硬脊膜外腔轮廓和神经根的走向，反映神经根受压的状况。

3.CT、MRI 检查：可清晰地显示出椎管形态、髓核突出的解剖位置和硬膜囊、神经根受压的情况，必要时可行造影 OCT、MRI 检查明确临床诊断。

（四）其他检查

肌电图检查：根据异常肌电图的分布范围可判定受损的神经根及其对肌肉的影响程度，但一般神经根受累后3周肌电图才出现异常，且仅是一种非特异性辅助检查。

三、鉴别诊断

本病应与腰椎管狭窄、腰椎结核、腰椎骨关节炎、强直性脊柱炎、脊柱转移肿瘤等鉴别。

（一）腰椎管狭窄

腰腿痛并有典型间歇性跛行，卧床休息后症状可明显减轻或消失，腰部后伸受限，并引起小腿疼痛，其症状和体征往往不相一致。X 线摄片及 CT 检查显示椎体、小关节突增生肥大，椎间隙狭窄，椎板增厚，椎管前后径变小。

（二）腰椎结核

腰部疼痛，有时夜间痛醒，活动时加重。乏力、消瘦、低热、盗汗、腰肌痉挛，脊柱活动受限，可有后凸畸形和寒性脓肿。X 线片显示椎间隙变窄，椎体边缘模糊不清，有骨质破坏，发生寒性脓肿时，可见腰肌阴影增宽。

（三）腰椎骨性关节炎

腰部钝痛，劳累或阴雨天时加重，晨起时腰部僵硬，脊柱伸屈受限，稍活动后疼痛减轻，活动过多或劳累后疼痛加重。X线片显示椎间隙变窄，椎体边缘唇状增生。

（四）强直性脊柱炎

腰背部疼痛，不因休息而减轻，脊柱僵硬不灵活，脊柱各方向活动均受限，直至强直，可出现驼背畸形。X线片显示早期骶髂关节和小关节突间隙模糊，后期脊柱可呈竹节状改变。

（五）脊柱转移肿瘤

疼痛剧烈，夜间尤甚，有时可出现放射性疼痛，消瘦，贫血，血沉加快。X线片显示椎体破坏变扁，椎间隙尚完整。

四、治疗

以手法治疗为主，配合牵引、药物、卧床及练功等治疗，必要时行手术治疗。

（一）理筋手法

先用按摩法，患者俯卧，术者用两手拇指或掌部自上而下按摩脊柱两侧膀胱经，至患肢承扶处改用揉捏，下抵殷门、委中、承山；推压法，术者两手交叉，右手在上，左手在下，手掌向下用力推压脊柱，从胸椎至骶椎；滚法，从背、腰至臀腿部，着重于腰部，缓解、调理腰臀部的肌肉痉挛。然后用脊柱推扳法，第一步俯卧推髋扳肩，术者一手掌于对侧推髋固定，另一手自对侧肩外上方缓缓扳起，使腰部后伸旋转到最大限度时，再适当推扳 1~3 次，对侧相同；第二步俯卧推腰扳腿，术者一手掌按住对侧患椎以上腰部，另一手自膝上方外侧将腿缓缓扳起，直到最大限度时，再适当推扳 1~3 次，对侧相同；第三步侧卧推髋扳肩，在上的下肢屈曲，贴床的下肢伸直，术者一手扶患者肩部，另一手同时推髂部向前，两手同时向相反方向用力斜扳，使腰部扭转，可闻及或感觉到"咔嗒"响声，换体位做另一侧；最后侧卧推腰扳腿，术者一手掌按住患处，另一手自外侧握住膝部握踝上，使之屈膝，进行推腰牵腿，做腰髋过伸动作 1~3 次，换体位做另一侧。脊柱推扳法可调理关节间隙，松解神经根粘连，或使突出的椎间盘回纳。推扳手法要有步骤有节奏地缓缓进行，绝对避免使用暴力。中央型椎间盘突出症不适宜用推扳法。

　　最后用牵抖法，患者俯卧，两手抓住床头。术者双手握住患者两踝，用力牵抖并上下抖动下肢，带动腰部，再行按摩下腰部；滚摇法，患者仰卧，双髋膝屈曲，术者一手扶两踝，另一手扶双膝，将腰部旋转滚动 1~2 分钟。

以上手法可隔日 1 次，1 个月为 1 个疗程。

（二）药物治疗

急性期或初期治宜活血舒筋，方用舒筋活血汤加减；慢性期或病程久者，体质多虚，治宜补养肝肾，宣痹活络，方用补肾壮筋汤等；兼有风寒湿者，宜温经通络，方用大活络丹等。

（三）牵引治疗

主要采用骨盆牵引法，适用于初次发作或反复发作的急性期患者。患者仰卧床上，在腰髋部缚好骨盆牵引带后，每侧各用 10~15kg 重量做牵引，并抬高床尾增加对抗牵引的力量。每天牵引 1 次，每次约 30 分钟，10 次为 1 个疗程。目前已有各种机械牵引床、电脑控制牵引床替代传统的牵引方式。

（四）练功活动

腰腿痛症状减轻后，应积极进行腰背肌的功能锻炼，可采用飞燕点水、五点支撑练功，经常做后伸、旋转腰部，直腿抬高或压腿等动作，以增强腰腿部肌力，有利于腰椎的平衡稳定。

（五）手术治疗

经上述治疗，绝大多数患者症状可缓解或完全消失，但可屡次复发，每次复发症状可加重，并持续时间较久，发作的间隔期可逐渐缩短。病程时间长，反复发作，症状严重者，中央型突出压迫马尾神经者，合并椎管狭窄、神经根管狭窄且经保守治疗无效者，可手术治疗，如行椎板切除、髓核摘除术、经皮穿刺髓核抽吸术及激光汽化术等。手术方式的选择，应根据患者的病情程度、术者的技术经验以及医疗设备等因素综合而定。

五、预防与调护

急性期应严格卧硬板床3周，手法治疗后亦应卧床休息，使损伤组织修复。疼痛减轻后，应注意加强腰背肌锻炼，以巩固疗效。久坐、久站时可佩戴腰围保护腰部，避免腰部过度屈曲、劳累、受风寒。弯腰搬物姿势要正确，避免腰部扭伤。改善居住环境，做到饮食起居有节。注重心理调护，充分调动患者的治疗积极性。

梨状肌综合征

梨状肌综合征指因梨状肌发生损伤、痉挛、变性以致梨状孔狭窄，从而使通过该孔的坐骨神经和其他骶丛神经及臀部血管遭受牵拉、压迫所产生的一种病症。

1973年，国外首次报道了2例用切断梨状肌的方法治疗梨状肌综合征患者，获得满意疗效。近几十年来，对于梨状肌与坐骨神经痛的研究进展不大。赵定麟于1985年曾提出"坐骨神经盆腔出口狭窄症"，认为某些因素造成盆腔出口狭窄，以致穿过此口的坐骨神经卡压。宗立本认为坐骨神经穿出盆腔至坐骨结节一段经常受到卡压、磨损或其他病变影响而引起坐骨神经痛，称其为臀区综合征。本病多见于青壮年，男性多于女性，近2：1。

一、病因机制

梨状肌综合征多由间接外力所致，如闪、扭、跨越、反复下蹲等动作及慢性劳损、感受风寒侵袭等引起。腰部遇有跌闪扭伤时，髋关节急剧外展、外旋，梨状肌猛烈收缩；或髋关节突然内旋，使梨状肌受到牵拉，均可使梨状肌遭受损伤。有坐骨神经走行变异者更易发生。梨状肌的损伤可能为肌膜破裂或部分肌束断裂，导致局部充血、水肿，肌肉痉挛、肥大或痉挛，常可压迫、刺激坐骨神经而引起臀部及大腿后外侧疼痛、麻痹，久之可引起臀大肌、臀中肌的萎缩。某些妇女由于盆腔炎、卵巢或附件炎等波及梨状肌，也可引起梨状肌综合征。

二、诊断要点

大多数患者有髋关节的病史，有些患者有夜间受凉病史。主要症状是臀部疼痛，可向小腹部、大腿后侧及小腿外侧放射。疼痛多发生于一侧臀腿部，髋内旋内收活动时疼痛加重。严重者自觉臀部有"刀割样"或"烧灼样"疼痛，大、小便或大声咳嗽等引起腹内压增高时可使疼痛加剧，睡卧不宁，甚至走路跛行。偶有会阴部不适，小腿外侧麻木。

检查患者腰部无明显压痛和畸形，活动不受限。梨状肌肌腹有压痛，可触及条索状隆起的肌束或痉挛的肌肉，有钝厚感，或者肌腹呈弥漫性肿胀，肌束变硬、坚韧，弹性减低，臀肌可有轻度萎缩，沿坐骨神经可有压痛。直腿抬高试验在小于 60° 时，梨状肌被拉紧，疼痛明显，而大于 60° 时，梨状肌不再被拉长，疼痛反而减轻。加强试验阴性。梨状肌紧张试验阳性，即髋关节内旋内收活动疼痛加重。梨状肌封闭治疗后，疼痛可消失。

三、治疗

以手法治疗为主，配合药物、针灸等治疗。

（一）理筋手法

患者俯卧位，术者先按摩臀部痛点，使局部略有发热的舒适感，然后术者以双拇指相重叠，触摸钝厚变硬的梨状肌，用力深压并用弹拨法来回拨动梨状肌，弹拨方向应与肌纤维相垂直。对肥胖患者力度不够时，可用肘尖部深压弹拨。弹拨 10~20 次后，再做痛点按压。最后由外侧向内侧顺梨状肌纤维走行方向做推按捋顺，两手握住患肢脚踝部牵抖下肢而结束。手法每周 2~3 次，连续 2~3 周。

（二）药物治疗

急性期筋膜扭伤，气滞血瘀，疼痛剧烈，动作困难，治宜化瘀生新、活络止痛，可用桃红四物汤加减；慢性期病久体亏，经络不通，痛点固定，臀肌萎缩，治宜补养气血、舒筋止痛，可用当归鸡血藤汤加减；兼有风寒湿痹，可选用独活寄生汤、祛风胜湿汤、宣痹汤等加减。

（三）针灸治疗

取阿是穴、环跳、殷门、承扶、阳陵泉、足三里等穴，用泻法，以有酸麻感向远端放射为宜。针感不明显者，可加强捻转。急性期每天针刺一次，好转后隔日 1 次。

腰椎管狭窄症

腰椎管狭窄症为多种原因引起腰椎椎管、神经根管及椎间孔变形或狭窄，从而引起马尾及神经根受压所出现的临床综合征。根据其发生原因，可将腰椎管狭窄症分为先天性（发育性）和继发性两类。本病多发生于 40 岁以上的中老年人，好发部位为 L_{4-5}，其次为 L_5、S_1。

一、病因病机

由于先天性椎管发育不良，中年以后腰椎退行性变，如骨质增生、黄韧带及椎板肥厚、小关节突肥大、椎间盘退变等，使椎管容积进一步狭小。陈旧性腰椎间盘突出、脊椎滑脱、腰椎骨折脱位复位不良、脊柱融合术后或椎板切除术后等也可引起腰椎管狭窄。由于椎管容积狭小，因而压迫马尾与神经根而发病。如有外伤炎症，静脉淤血等因素，也可使症状加重。

1. 黄韧带肥厚

正常人在椎板间的黄韧带为 4mm，在侧方侧隐窝的黄韧带为 2mm，椎板间的黄韧带与侧隐窝的黄韧带是一体的。黄韧带肥厚的患者，其椎板间的厚度可达 10mm以上，两侧隐窝的黄韧带达 4mm 以上，使椎管和侧隐窝的前后径变小，导致椎管狭窄。

2. 关节突肥大

退变的早期腰椎可发生创伤性关节炎反应，椎体后缘及关节突骨质增生，形成骨刺，椎管及椎间孔变窄，有时因长期劳损，可使关节变肥大，甚至关节突骨质伸入椎间孔，从而导致椎管狭窄。

3. 腰椎间盘退变

椎间盘退变将伴随着关节突退变，上下关节突失去挂钩作用而失稳，导致椎体向前、后侧方滑脱。同时，由于腰椎间盘的退变进行发展，纤维环破裂，髓核突出，造成侧隐窝、椎间孔、椎间隙狭窄，使椎管形成节段性狭窄。

4. 神经根及马尾神经受压

不论是骨质增生，骨刺的骨性压迫，或纤维环、椎间盘、肥厚韧带的软性压迫，或物理、化学因素的刺激，都可导致神经根炎、缺血性疼痛、神经粘连，当腰部活动时，更易造成牵拉性损伤，久之神经纤维变性，传导功能障碍。

二、临床表现

中年以上人群多见，多隐匿起病，发展缓慢，有腰背痛史，偶于外伤或负重后加重。马尾神经性间歇性跛行在中央型椎管狭窄或狭窄较重者多见，其特点是行走一段距离后出现下肢痛、麻木、无力，需蹲下或坐下休息一段时间后症状缓解，方能继续行走。随着病情加重，能行走的距离越来越短，症状缓解需要休息的时间越来越长，但下肢血循环是正常的。狭窄严重时，腰部任何姿势均不能缓解疼痛。随病情进展，疼痛位置可逐渐下移到小腿，并伴有局部感觉异常和麻木感。部分患者可有鞍区麻木、胀热感和针刺样感觉，以及性功能与膀胱、直肠功能障碍。

疾病中早期患者症状多，但体征少或较轻，特别在休息后更难查到阳性体征，这是本病的特点。脊柱活动受限较少，直腿抬高试验通常为阴性，下肢神经系统检查一般正常；只有在患者尽量行走并出现明显下肢症状后再检查才可能发现神经功能改变。弯腰试验多为阳性，即腰部向前弯曲可减轻症状。但当疾病发展到一定程度时，临床检查患者常有脊柱侧弯，椎旁肌肉痉挛，腰后伸受限，腰部过伸试验阳性。受压神经支配区域的皮肤感觉减弱或消失，患者拇指背伸力减弱，膝反射、跟腱反射减弱或消失，部分患者有下肢肌肉无力、萎缩，鞍区麻木，括约肌松弛。如合并有椎间盘急性突出并压迫神经根，则直腿抬高试验为阳性。

三、诊断要点

1.反复的腰痛并双下肢放射痛，间歇性跛行。

2.自觉症状重而客观体征少，直腿抬高试验或跟臀试验一般为阴性。

3.CT 或 MRI 检查示椎管横切面积小于 1.3cm，或椎管矢状径小于 1cm，横径小于 2cm。

四、鉴别诊断

（一）**腰椎间盘突出**

腰椎间盘突出者突出物亦可使椎管狭窄。腰椎管狭窄症发病年龄偏高，病情进展缓慢，临床症状多体征少，症状加重、缓解与体位及活动量有关。腰椎间盘突出发病年龄偏低，病情发展较迅速，症状虽取特殊体位可缓解，但患者仍难以忍受。影像学检查有重要的鉴别意义。

（二）**腰椎滑脱**

在症状多、体征少方面类似，亦可出现下腰及下肢症状，腰后伸时疼痛加重。但腰椎滑脱者其腰椎生理前凸加大，X 线摄片（侧位、双斜位）可明确诊断。腰椎管狭窄伴假性滑脱者，滑脱多在第 3~5 腰椎间隙，中年以上患者居多。

五、治疗

对临床症状轻，生活和工作影响不严重的腰椎管狭窄患者采用非手术治疗，包括休息、减少活动，改善微循环药物、硬膜外类固醇药物注射、推拿按摩、使用弹性腰围等。非手术治疗无效，神经症状重者需手术治疗。恢复椎管容积为解除神经及其供应血管所受压迫的唯一治疗方法。手术减压对脊柱稳定性的破坏越小越好。

（一）非手术治疗

1. 卧床休息

急性期卧床休息是一个较好的缓解症状的方法。卧床后局部静脉回流改善，无菌性炎症反应（充血、水肿）消退，椎管内的狭窄得以缓解，加上腰背肌放松，一般卧床 2~3 周，主观症状多会减轻。

2. 药物治疗

（1）中药治疗

本病主要是由肾气亏虚，真阴不足，劳损久伤，或外邪侵袭，以致风寒湿邪瘀积不散所致。

①气滞血瘀型

症状：有明显外伤史，腰部疼痛较剧，拒按，转侧、屈伸不利，后期可有下肢疼痛麻木或肌肉萎缩，舌紫黯，脉涩或弦。

辩证分析：跌打外伤，屏气闪挫，致使气滞血瘀，故疼痛拒按，转侧屈伸不利。舌暗，脉涩均为瘀血之象。

治法：活血化瘀，理气止痛。

方药：身痛逐瘀汤加减。

当归、川芎、红花、桃仁、乳香、没药、土鳖虫、地龙。畏寒肢冷，加制/炮附子、肉桂；气滞突出者，加柴胡、枳壳。

②风寒侵袭型

症状：无明显外伤史，逐步感腰腿疼痛，下肢拘挛难伸，阴雨天加重，苔薄白腻，脉浮缓。

辩证分析：风寒侵袭人体，痹阻经络，气血不通则痛，遇阴雨天气血凝涩则疼痛加剧，风邪袭人则见肢体强直难收。苔薄白腻、脉浮缓皆风寒之象。

治法：祛风散寒，温经止痛。

方药：蠲痹汤加减。

独活、乳香、牛膝、防风、细辛、当归、川芎、制川乌、桑寄生。阳虚，加淫羊藿、巴戟天；湿胜，加薏苡仁、防己。

③湿热下注型

症状：腰腿疼痛，有热感，热天或阴雨天加重，活动后可减轻，小便涩，苔黄腻，脉濡数。

症状分析：湿热壅滞，经脉弛缓，经气不通，故见腰腿疼痛而伴有热感，热天或阴雨天则湿热邪盛而疼痛加剧，活动后气机舒展则疼痛稍缓，湿热下注膀胱则小便涩赤。苔黄腻、脉濡数，均为湿热之象。

治法：清热利湿，舒筋止痛。

方药：四妙丸加减。

苍术、黄柏、牛膝、薏苡仁、木通、木瓜、忍冬藤、地龙。湿胜，加防己、蚕沙；口苦，加黄芩、龙胆草。

④肾气不足型

症状：腰腿疼痛，酸软无力，遇劳加剧，反复发作。舌质淡红，脉沉细无力。

症状分析：腰为肾之府，肾主骨髓，肾精不足，腰肾失养，故见疼痛悠悠，酸软无力，劳则气耗，正虚益甚而疼痛加重，脉沉细无力为肾虚之象。

治法：补肾填精。

方药：青娥丸加减。

补骨脂、杜仲、胡桃肉、熟地黄、当归、川芎、黄精、桑寄生。阳虚，加附子、肉桂、淫羊藿；久痛入络，加全蝎、地龙、蜈蚣；气虚，加党参、白术。

（2）专方治疗

①白花蛇酒：白花蛇 5 条，白酒 500ml，泡 7 天。每次 10ml，每天 3 次，口服。

②草乌酒：制草乌 20g，当归 70g，白芍 70g，黑豆 70g，忍冬藤 90g，白酒 1500ml，泡 5 天。每次 10ml，每天 3 次，口服。

③加味阳和汤：熟地黄 30g，鹿角胶、肉桂、麻黄、白芥子、炮姜、酒制大黄各 10g，炙甘草 6g，蜈蚣 2 条。寒重者加制川乌、制草乌各 6g，淫羊藿 30g；湿重者加茯苓 30g，白豆蔻 10g；热重者加知母、黄柏各 10g；间歇性跛行严重者加黄芪 30g。水煎服，每天一剂，分 2 次服。

（3）消炎止痛类药物治疗：如消炎痛、布洛芬、芬必得等，可部分缓解症状。

3. 理筋手法

手法治疗腰椎管狭窄，可以活血舒筋，松解粘连，使症状得以缓解或消失。常用手法有腰臀部揉按法、点穴法、滚法、提捏法等。手法操作要轻柔，禁用强力旋转手法，以免加重病情。除采用上述一般性手法外，还可选用以下手法治疗：

（1）蹬腿牵引法：患者仰卧位，术者立于患侧。以右下肢为例，术者一手拖住患肢踝关节前方，另一手握住小腿后方，使髋、膝关节屈曲。双手配合，使髋关节被动顺时针或逆时针方向旋转各 3~5 圈，然后嘱患者配合用力，迅速向上蹬腿，术者顺着蹬腿的方向用力向上牵引患肢，操作 3~5 次，必要时依同法治疗另一侧。

（2）直腿屈腰法：患者两腿伸直端坐床上，两足朝向床头端。术者面对患者站立于床头一端，尽量用两大腿抵住患者两足底，然后以两手握住患者的两手，用力将患者拉向自己身前，再放松回到原位，一松一拉，迅速操作，重复操作 8~12 次。

4. 牵引疗法

骨盆牵引：可拉开关节间和椎间距离，以扩大椎管容积，缓解神经受压，消除充血、水肿，缓解症状。

5. 功能锻炼

病情缓解后应加强腹肌锻炼，增强腹肌的力量，缓解腰肌的紧张，使腰骶角减少，恢复正常姿势，以增加椎管的容积，缓解压迫。每次做 10 分钟仰卧起坐，每天至少 2 次。此外骨盆倾斜锻炼也有助于减轻症状。

6. 中药离子导入法

处方：独活、防风、牛膝、川乌、延胡索、姜黄、血竭、海桐皮、透骨草、乳香、没药、秦艽、桃仁、红花各 15g。

操作：上述诸药，装纱布入屉蒸 30 分钟，稍凉后置于患处。药袋上、下各垫一毛巾，防止皮肤烫伤或药物散热太快。

（二）手术治疗

1. 手术指征：①日常活动受限或疼痛无法忍受，经系统的非手术治疗无效者；②神经症状进行性加重，如股四头肌无力、踝关节不能背伸等；③有膀胱功能障碍。

2. 手术目的：预防功能障碍进一步加重，减少疼痛以及改善日常活动。应向患者说明，术后功能改善明显，但腰痛的预后难以预料。有时手术很彻底，但腰痛仍存在。

3. 手术原则：手术不仅要彻底有效地解除对脊髓和神经根的压迫，而且要保持或恢复脊柱的稳定性。手术成功的关键在于精准地了解疼痛的部位和起因，手术失败的原因主要是不了解病变的病理生理以及不正确的手术技巧：①减压不充分，如只切除椎板，未对挤压神经根的狭窄的侧隐窝及神经根管进行减压或减压不充分，遗留神经症状；②过分减压，如切除膨出的椎间盘，不必要地过多切除椎板和关节突，导致腰椎失稳。近年来多强调针对不同病因和有限化手术，不主张单一模式大范围减压的手术方法。主张采用以较小的手术创伤，达到彻底的减压并维持术后腰椎的稳定性，保留小关节的扩大椎管减压术和椎板成形术。

4. 术式选择：手术方法取决于患者的症状和检查所见。

（1）全椎板切除减压术：以往认为全椎板切除减压术是治疗腰椎管狭窄症的标准手术，但长期随访仍存在一些问题。应用全椎板切除减压术治疗腰椎管狭窄症最大的问题是对脊柱后部结构的破坏，破坏脊柱的稳定性，而使手术效果不满意，但不等于全椎板切除减压术不可取，全椎板切除减压术允许充分的神经减压。

（2）多节段椎板切开减压术：此方法维持脊柱的稳定性优于全椎板切除术。多节段椎板切开减压术适用于发育性椎管狭窄，多用于椎管狭窄不严重伴椎间盘突出的中年患者；亦可用于轻度或中度的退行性及混合性椎管狭窄，尤其是术前考虑椎间盘突出行髓核摘除者。近年来有人提出采用单侧椎板切开减压术治疗腰椎管狭窄症，亦可获得良好治疗效果。

（3）关节突关节部分切除减压术：其优点是维持脊柱的稳定性。长期随访无脊柱滑脱现象，无明显脊柱退行性改变。但在行双侧侧隐窝狭窄减压时，至少应保留关节突关节的外 1/3，否则可影响脊柱的稳定性。

（4）全椎板切除减压加植骨融合术：对腰椎管狭窄症全椎板切除减压术同时行椎间融合术的确切适应证还

不十分明确。Zdelick 总结文献，提出在以下几种情况需行脊柱融合术：退行性脊柱滑脱伴椎管狭窄，在行全椎板切除减压术时一期行脊柱融合术；双侧关节突关节、椎间狭窄手术减压时一期行脊柱融合术，以防术后脊柱滑脱；椎管狭窄中有其他腰椎不稳定的情况，如双侧峡部不连、脊柱侧弯，可同期行椎管减压融合术。

（5）全椎板切除减压植骨融合加内固定器固定术：此手术适用于一些腰椎管狭窄症具有潜在脊柱不稳的患者，即术后全椎板切除易产生脊柱滑脱的患者。

慢性化脓性骨髓炎（附骨疽）

一、诊断要点

1. 多数患者有急性血源性骨髓炎病史。

2. 通常发病部位为胫骨、股骨、肱骨的干骺部及骨干。患者多有消瘦、贫血等慢性消耗表现及精神抑郁、消沉等心理损害表现，局部检查常可见患肢肌肉萎缩，邻近关节僵硬，肢体增粗变形、不规则，可有过长、过短、弯曲等畸形。局部皮肤色素沉着，肤色暗黑，皮肤薄而易破，破后形成溃疡，愈合缓慢。瘢痕硬化，位于皮下的患骨易形成贴骨瘢痕。病变部位常可发现窦道口，窦道数目为一个或多个，窦道口有在病骨附近者，也有较远者。长期不愈和反复发作的窦道，窦道口常有肉芽组织增生，高于皮肤表面，表皮则向内凹陷，长入窦道口边缘。

（三）X 线表现

1. 病变范围比较广泛，可累及骨端、骨干，甚至全骨。有的患者多骨发病，病变两端多有骨质疏松。

2. 病变部位骨密度显著增高，大量的骨膜成骨使骨皮质增厚，骨髓腔变窄或消失。骨外形增粗，不规则或呈纺锤状。

3. 在密度增高影像中可见单个或多个散在的骨质破坏区。有的已形成骨包壳所包围的骨空洞影，表现为不规则的低密度腔，其中常可见死骨的影像。

4. 死骨在 X 线片上为密度更高的不规则片块状影，边缘多为锯齿形。死骨周围有一密度较低的狭窄边界，代表周围的炎性肉芽组织。

5. 可以发现病理性骨折或假关节形成。

6. 当病变侵犯骨骺时，破坏了正在发育的骨化中心，影响了正常肢体的发育而发生患肢短缩的后遗症。

（四）其他检查

1.红外线热扫描：慢性化脓性骨髓炎在热扫面显示病变部位为高温区。

2.99m 锝照相：在 X 线影像上因骨硬化使其中的骨空洞不明显时，进行该检查，可以清楚地显示空洞范围的大小。

二、临床治疗

慢性化脓性骨髓炎的治疗，必须解决两个问题：一是病灶的彻底清除和通畅的引流，二是有效地提高局部病灶的抗生素浓度。治疗上应达到三个目的，即缩短疗程、减少复发率及尽可能保存功能。

（一）抗生素的应用

在慢性化脓性骨髓炎的治疗中，应用抗生素是一个很重要的环节。

1.全身用药：应用于慢性化脓性骨髓炎的急性发作期、手术前的准备和术后。主要目的是预防和控制炎症的扩散及血行全身感染。

2.局部用药：局部应用抗生素可使病灶内抗生素浓度比全身高数倍，甚至数十倍，从而提高了疗效。可分为以下几种方式：①病灶清除后的抗生素溶液冲洗和一次性局部药物撒布；②病灶内留置药物链；③进行间歇性动脉或静脉加压灌注抗生素，提高病灶局部抗生素浓度；④闭合性持续冲洗—吸引疗法，冲洗溶液中溶入高浓度抗生素，提高病灶局部抗生素浓度。

（二）中医中药的应用

根据附骨疽气血虚弱、脾肾阳虚的特点，拟行益气养阴、温肾健脾、托里解毒之法，以神功内托散加减。局部创口破溃者，外敷蛇葡萄根软膏、骨炎拔毒膏以清除创口余毒，排出小的死骨，促进创口愈合。对单纯窦道及小片死骨，用三品一条枪破坏窦道引流分泌物及促进小死骨排出。若无死骨，肉芽鲜红可用生肌散。急性发作期以清热解毒、托里排脓为法，方用透脓散合五味消毒饮加减，外敷骨炎拔毒膏以清热解毒，溃脓拔毒。

化脓性关节炎

关节腔及其组成部分的化脓性感染，称为化脓性关节炎，常见于儿童及婴儿，好发于髋、膝等关节，多为单发。致病菌以金黄色葡萄球菌最多见，感染途径有：①远处病灶的细菌经血运侵入关节；②邻近骨髓炎扩散到关节；③直接通过伤口感染或关节手术后感染和关节内注射皮质类固醇后发生感染。

一、诊断要点

（一）既往史

患者可能有外伤史和身体其他部位感染史。

（二）症状

起病急骤，全身呈脓毒血症反应，食欲减退，高热可达40℃左右，畏寒，出汗等急性感染症状。

（三）体征

关节部位疼痛剧烈，不能活动，红肿，皮温增高，患肢不能承重。身体较表浅的关节，有明显红、肿、热和压痛，关节的积液亦较明显，常处于半屈曲位，使关节囊松弛，以减轻疼痛。在膝关节可有浮髌试验阳性。在髋关节等肌肉较多的关节，早期发生肿胀。由于炎症和疼痛的刺激，患肢肌肉发生保护性痉挛。机体多呈屈曲位，同时，随着炎症的发展和关节内的积液的增多，使关节常固定在关节间隙充分扩大的位置。化脓性关节炎由于关节囊被关节内的积液膨胀而扩大，关节囊周围的肌肉因剧烈的痉挛而造成病理半脱位或脱位，尤其是髋关节和膝关节更容易发生。此时，关节的主动活动和被动活动均丧失。

（四）实验室检查

白细胞计数及中性粒细胞数增高，血沉加快。关节液可为浆液性、血性、混浊或脓性，随病变的不同阶段而异。关节液内含有白细胞、脓细胞和致病菌。

（五）关节穿刺

早期关节液混浊，晚期呈脓性，涂片可发现大量的白细胞，细菌培养可鉴别菌种和进行抗生素敏感测定。

（六）X 线表现

早期有关节囊和关节周围软组织肿胀，局部软组织密度增高，关节间隙增宽。关节内渗出液增多时，可出现关节半脱位，尤以婴幼儿的髋关节和肩关节最易发生。关节附近的骨质呈现疏松表现。关节的软骨破坏后，早期可出现关节间隙狭窄，继之出现关节面的骨质破坏，承受重量部位的关节软骨破坏最为明显。关节可有病理性脱位。在恢复期，骨质破坏区边缘可显示不规则的骨硬化，病变严重者，可形成纤维性强直或骨性强直。关节周围骨质密度和骨小梁结构恢复正常。

二、治疗

（一）抗生素的应用

治疗原则上，开始先选用两种以上的抗生素，并给予足够大的剂量，这样可大大提高杀灭致病菌的疗效，而后根据血培养及药敏试验结果再调整抗生素的种类。如果没有做血培养及药敏试验，则给药后观察3天，如体温下降，症状不减，应调整抗生素。

（二）中医中药的应用

根据具体情况，予消、托、补三法，在发病不同时期，采用适当的治疗方法，内外同治。

1.急性期应清热解毒，活血通络。根据证候体征，可分别选仙方活命饮、黄连解毒汤、五味消毒饮、犀角地黄汤等加减运用。外敷金黄散、双柏散或骨炎拔毒膏等。

2.脓已形成尚未破溃应清热解毒，托里透脓。如症见高热，肢端剧烈疼痛时，选用五味消毒饮、黄连解毒汤和透脓散加减以清热止痛；症见患肢肿胀，红热疼痛时，选用托里消毒散加减以托里止痛；症见神昏谵语，身现出血点时，选用犀牛地黄汤合黄连解毒汤，配合安宫牛黄丸以清热解毒，凉血止血。外敷如意金黄散、双黄散或骨炎拔毒膏。

3.脓已破溃应扶正托毒，祛腐生新。初溃脓多稠厚，略带腥味，为气血尚充实，选用托里消毒饮托里排脓。溃后脓液清晰，量多质薄，为气血虚弱，选用八珍汤、十全大补加减以补益气血。外治时，疮口可用冰黄液冲洗，并根据有无腐脓情况选用九一丹、八一丹、七三丹、五五丹生肌散药捻，以拔毒祛腐，外敷玉露膏或生肌玉红膏或骨炎拔毒膏，并保持引流通畅，勤冲洗换药。疮口腐肉已脱，脓水将尽时，选用八宝丹、生肌散换药，使其生肌收口。

风湿性关节炎

风湿性关节炎是人体因感受风寒湿邪而发生的一种慢性而又反复急性发作的关节炎性疾病，主要表现为关节肿大、疼痛、屈伸不利等症状，是风湿病的主要表现之一。现代医学认为该病是风湿病的一个症状，而风湿病是一种常见的反复发作的急性或慢性全身性结缔组织炎症，以心脏和关节受累最为显著。本病的发病原因一般认为与咽部链球菌感染所引起的变态反应有密切关系。

一、病因病机

本病是风湿病的一个症状，而风湿病是一种常见的反复发作的急性或慢性全身性结缔组织炎症，以心脏和关节受累最为显著。所谓风湿热，是指风湿病的急性期或慢性期活动阶段。临床表现以心肌炎或关节炎为主，伴有发热、毒血症、皮疹、皮下小结、舞蹈病等症状。急性发作后常遗留心脏损害。风湿病的确切病因迄今尚未完全明了，但就临床、流行病学及免疫学等方面的资料分析表明，A族乙型溶血性链球菌感染与风湿病的发病有关。目前也注意到病毒感染与风湿病的发生有一定关系。

风湿热的病理改变是结缔组织炎症，主要累及心瓣膜、心肌间质小动脉以及浆膜腔。关节的病理改变主要是关节滑膜及周围组织的水肿，关节囊液有纤维蛋白和粒细胞渗出，活动期过后不遗留任何关节畸形。

二、临床表现

（一）关节炎

典型者少见，其特点为多发性、对称性、游走性，多侵犯四肢大关节，不遗留关节畸形。游走性关节炎常由一个关节转移到另一个关节，常对称累及膝、踝、肩、腕、肘、髋等大关节，局部有红、肿、热、痛的炎症表现，但永不化脓。部分患者可几个关节同时发病，亦可波及手、足小关节或脊柱关节等，成人比较显著。不典型者仅有关节酸痛，而无其他炎症表现。急性炎症消退后，关节功能完全康复，不遗留关节强直或其他畸形，常有复发。

（二）急性期或慢性期活动阶段

急性期可同时见到其他多种急性风湿病的临床表现，如上呼吸道感染、发热、心肌炎、皮肤病变、舞蹈病、胸膜炎、腹膜炎、脉管炎、肾炎、虹膜睫状体炎以及大、中型动脉病变。如果风湿病处在慢性阶段，则可见到各种风湿病心瓣膜病的改变。

三、实验室检查

（一）血清抗乙型链球菌各种抗体的测定

仅表现有近期乙型链球菌感染的证据，如：抗链球菌溶血素"O"滴度 > 500U；抗链球菌透明质酸酶 >1.024U；抗链球菌激酶 >80U；特异性高检查，尚有抗链球菌型 M 蛋白抗体、抗 DNA 酶 B 测定。

（二）反映血中白蛋白和球蛋白改变的检查

①红细胞沉降率增快，与血中白蛋白降低、Y 蛋白及 a2- 球白增高有关。②血清 C 反应蛋白阳性，表明血清中有能沉淀肺炎双球菌膜上 C 多糖体的 a 球蛋白。

（三）反映结缔组织胶原纤维破坏的检查

血清黏蛋白的改变。

四、诊断要点

1. 发病前有扁桃体炎或咽喉炎等上呼吸道感染史，多数为大关节游走性、多发性疼痛或固定不移。

2. 急性风湿病活动阶段，局部关节红、肿、热、痛，活动障碍，或关节腔有积液，并伴有不同程度的发热、汗多或鼻出血，躯干或四肢皮肤可出现环形红斑。在关节伸侧或四周可能触到绿豆大小的皮下结节，数周后可逐渐消失。

3. 如有心慌气急、心音低、心率快、心率不规则、心脏扩大等症状体征时，提示有风湿性心肌炎（即心内膜、心肌、心包膜发生炎性损害），严重的可引起心力衰竭。心内膜炎可发展成慢性风湿性心瓣膜病。

4. 目前大都仍采用 1965 年修订的 Jones 标准，即以心肌炎、多发性关节炎、舞蹈病、环形红斑及皮下结节作为主要诊断依据，以既往风湿热史或风湿性心脏病证据、关节痛、血沉增快、C 反应蛋白阳性、白细胞计数增多及心电图 P-R 间期延长作为次要依据，并结合近期乙型链球菌感染和其他病毒证据等做出诊断。

五、鉴别诊断

风湿性心肌炎应与亚急性感染性心内膜炎和病毒性

心肌炎相鉴别；风湿关节炎应与类风湿性关节炎和结核变态反应性关节炎相鉴别；风湿热应与系统性红斑狼疮相鉴别。

六、治疗

（一）一般治疗

急性期应卧床休息，加强护理，适当注意营养，补充维生素 C 等。症状消失及实验室检查正常 2 周后逐步增加活动。

（二）控制乙型链球菌感染

成人青霉素水剂肌肉注射 80 万 U，每日 2 次，共 10~14 日。对青霉素过敏者，改用羟安苄青霉素口服，也可选用红霉素、螺旋霉素等治疗。

（三）抗风湿药物

有助于消除全身症状及渗出性炎症，尚未肯定有预防风湿性心瓣膜病的作用。诊断不明确时勿滥用。

1. 非甾体制剂

水杨酸制剂：对无心肌炎者为首选，有解热、镇痛、消炎效果。用药至症状消失，正常 2 周后减半量，共服 6~12 周。①阿司匹林，每日用量为 4~6g，分 4~6 次服。②苯来乐，系阿司匹林与扑热息痛的酯化物，对胃刺激很轻，吸收后在血液中缓慢释放入水杨酸分子中，每日口服 1.5~（4）5g。

水杨酸类药物的副作用有耳鸣、耳聋、头痛等，可抑制凝血酶原合成并阻断前列腺素代谢，降低血小板黏附性，忌用于溃疡病及出血素质患者。过敏性皮疹及急性再生障碍性贫血偶见。

其他：氯灭酚（抗风湿灵）0.2~0.4g，每日 3 次；甲氯灭酸 0.25g，每日 3 次。对水杨酸类无效或不能耐受时可选用，疗程与水杨酸类相同。

2. 糖皮质激素

消炎作用较强，用于有心肌炎或其他抗风湿药物无效患者。常用量：强的松 40~60mg/d。对严重心肌炎患者，静脉滴注氢化可的松 200~300mg/d。

（四）中医中药

1. 辨证论治

（1）风寒湿型

症状：关节或肌肉酸痛，阴雨天加重，反复发作，时轻时重，苔白或白腻，脉弦。疼痛呈游走性，涉及多个关节的为风湿性；疼痛剧烈，痛有定处，活动受限，局部怕冷，得热为舒的为寒胜；痛处重着不移，关节局部肿胀，皮色不红的为湿性。

治法：祛风散寒除湿。

方药：蠲痹汤加减

羌活、独活、桂枝、防风、制川乌、川芎、秦艽、威灵仙、桑枝、海风藤、鸡血藤。

（2）风湿热型：病势较急的关节局部红肿热痛，触之痛甚，日轻夜重，屈伸不利，甚至不能活动，伴发热，汗多畏风，口渴，烦躁，苔薄黄或黄腻，舌质微红，脉数。

治法：清热祛风化湿。

方药：桂枝白虎汤加减

桂枝、石膏、知母、防己、忍冬藤、炙甘草、地龙、蚕沙、黄芩、栀子。如湿热下注，下肢关节红肿疼痛，尿黄，酌加炒苍术、黄柏、土茯苓；皮肤有红斑结节或关节红肿明显，加牡丹皮、赤芍、生地黄；湿热伤阴，低热持续不退，汗多，口干，舌质红，去桂枝、石膏、蚕沙，酌加秦艽、银柴胡、鳖甲、生地黄。

（3）血瘀痹阻型：病程较长，反复发作，局部关节疼痛，遇冷加重，关节处变形，强直肿大，苔白或腻，舌质紫，脉缓小。

治法：化痰行瘀，搜风通络。

方药：制南星、制白附子、白芥子、白僵蚕、炙全蝎、蜂房、炮山甲、土鳖虫、桃仁、红花、虎杖。如痛甚，可酌加炙乳香、炙没药、炙蜈蚣、乌梢蛇等。

（4）气阴两虚型：关节疼痛微肿，心悸，气短，胸闷，自汗，舌体胖，舌质红，舌苔淡白，脉濡数或细数。

治法：补气活血，滋阴通络。

方药：生脉散加白术、薏苡仁、防己、木瓜、秦艽、当归、丹参、生甘草。

有人报道，丁公藤注射液、风寒湿痛片、活络丹等对本型有显著的疗效。有学者报道用痛风汤治疗湿痹证的体会，治疗 120 例，有效率 96.6%。痛风汤方出自《丹溪心法·痛风门》，由威灵仙、防己、苍术、制南星、黄柏、川芎、桃仁、红花、桂枝、白芷、羌活、龙胆草等组成，具有祛风寒、利痰湿、通经络、止痛痹的作用。

（五）外治法

针灸治疗：无心脏损害的急性期患者，可辨证局部取穴与循经取穴，予中强度刺激，每日 1 次，10 次为一疗程。发热者，加大椎、曲池；关节红肿者，可用三棱针刺病灶周围小经脉至出血；患部怕冷者，可加艾灸。

（六）物理疗法

急性期可采用紫外线局部照射，也可采用直流电疗法（调制中频电疗法）或中药离子导入。关节红肿热痛者用 10% 雷公藤作为导入剂，肿而不红用 20% 竹节参作为导入剂，以痛为主者用 20% 乌头作为导入剂。慢性期可用传导热（石蜡、蒸汽等）疗法。

（七）预防与调护

1. 要改善工作生活条件，避免久居潮湿之处。平日要注意气候变化，积极防寒保暖，谨防呼吸道感染。

2. 注意休息，急性期宜卧床休息 2~3 周，然后逐渐起床活动。

3. 应加强体育锻炼，如跑步、打球、骑自行车等，以提高机体抗病能力。

4. 预防链球菌感染，若已感染扁桃体炎、咽峡炎、猩红热、丹毒等，要及时治疗。

5. 饮食要有规律，平日可多选用赤小豆、薏苡仁、扁豆等健脾除湿之品，亦可适当多食黄鳝、泥鳅、蛇肉或狗肉、羊肉之类。

6. 平日要保持心情舒畅，避免暴怒、思虑过度或悲伤。

痛风性关节炎

中医学认为痛风的发生与风、寒、湿、热、瘀血、痰浊等因素有关。从临床上看患者或因外感风湿，郁而化热，湿热郁滞关节，使关节剧烈疼痛，红肿发热；或因外感风寒湿邪，痹阻经络，阻滞气血，不通则痛，故使肢体关节疼痛；或因外伤瘀血内停；或因过食肥甘厚味，痰湿内生，使经脉痹阻而发病。

　　高尿酸血症是痛风的重要标志，当尿酸生成增多或尿酸排泄减少时，均可引起血中尿酸浓度的增高。尿酸是人类嘌呤代谢的终末产物，国内男性平均值为 5.7mg/dl，女性为 3（4）mg/dl。人体内尿酸的生成有外源性和内源性两种，从富含核蛋白的食物（如肝、肾、脑、鱼子、蟹黄、豆类等）分解而来的属外源性；从体内氨基酸、磷酸核糖及核酸等分解代谢而来的属内源性，内源性代谢紊乱较外源性因素更为重要。原发性痛风患者，一部分由于酶及代谢缺陷，尿酸生成增加所致；另一部分主要由肾脏清除减退所致。继发性痛风患者，除由于细胞核破坏过多，核酸分解加速，使尿酸来源增加所致外，大多由于尿酸排泄减少所致，尤其是各种肾脏疾病及心血管疾病晚期，肾衰竭致使尿酸大量滞留体内。需要指出的是血尿酸增高者并不一定都产生痛风症状，肾衰竭、白血病、红细胞增多症、血性贫血症、恶性贫血、铅中毒、饥饿症和急性感染患者的血中尿酸虽有增高现象，但极少产生痛风症状。所以高血尿酸仅是痛风的一种标志，并不等于或代表痛风。

　　痛风性关节炎是由于嘌呤代谢紊乱致使尿酸沉积在关节囊、滑囊、软骨、骨质、肾脏、皮下及其他组织而引起病损及炎症反应的一种疾病。其临床特征为高尿酸血症伴急性痛风性关节炎反复发作，痛风石沉积，病程迁延则表现为慢性痛风性关节炎和关节畸形。此病欧美国家较我国更为多见，肥胖及饮食条件优良者较易发病，好发于 30~50 岁的中青年男性及绝经后妇女，男女比例 20：1，现代医学认为痛风分为原发性和继发性两种。原发性痛风与家族遗传有关，根据英国文献，有家族史的患者占 50%~80%；继发性痛风可由肾脏疾病、心血管疾病、血液病等多种原因引起。近年来有人发现痛风患者有过敏体质的表现，如某些患者误食一种食物后，同时可引起痛风和其他过敏症状，如哮喘、荨麻疹等。此外，外伤、过度运动、饮酒、过量进食高蛋白饮食、肥胖、急性感染和外科手术等，都能导致痛风的复发。从病理变化看，痛风完全是由尿酸盐类在组织中沉积造成。但尿酸盐类因何由血中析出而沉积于组织之中，目前尚无圆满的解释，对此有以下几种学说：①血清碱性减低学说：痛风患者的血清碱性减低，能影响尿酸在血中的溶解饱和度。②同质异性物学说：尿酸有两种，一种尿酸的溶解饱和度为 18.4mg/dl，另一种尿酸则为 8mg/dl。痛风患者血清所含尿酸大多属第二种，故易沉积于组织中。③外伤和局部坏死学说：局部关节组织因受外伤而坏死，常促进尿酸在坏死组织中的沉积。

一、临床表现

痛风为一种忽发忽愈，有急性症状的慢性无菌性关节炎，多有家族史，好发于 30~50 岁的男性。其临床症状可分为以下四期：

（一）早期

此期患者除血尿酸增加外无其他症状，历时很长，不少患者第一次关节炎症状发作出现在高尿酸盐症持续 20~30 年后，只有 1/3 左右的患者在以后出现关节炎症状。

（二）急性期

首次发作多在夜间，85%~90% 的患者第一次发作时只累及一个关节，75% 左右发生在大踇趾的跖趾关节，患者常因受累关节极度疼痛而惊醒，并出现局部红肿，表皮干燥发亮，稍活动或轻触患趾，即可引起难以忍受的疼痛。但一到天亮，疼痛即自动缓解。如能及时给予正确治疗，症状可在 12~24 小时内完全消失，否则，夜间疼痛又可加剧。发作时常伴有发热、多汗、头痛、心悸等症状。这种日轻夜重的疼痛如不治疗，亦可能持续 1~3 周后渐渐减轻或自愈。

其次也可发生在足背、足跟、踝、膝等关节。青年患者常为暴发型，表现为突然高热，并同时累及多个关节，受累关节在数小时之内明显肿胀，局部温度升高，皮肤暗红，压痛明显。引起急性发作的诱因常为暴饮暴食、受凉、过劳、精神紧张、手术刺激等。

（三）间歇期

可持续数月或数年，在此期内患者多无明显症状，以后发作次数逐渐增加，间歇期逐渐缩短，受累关节数目增多，最后发展为慢性关节炎期。

（四）慢性关节炎期

约 50% 患者在急性发作数年或数十年后出现受累关节僵硬、变形，关节炎的发作已不明显，部分晚期病例可在耳郭、尺骨鹰嘴和受累关节附近出现直径 1mm 到数厘米的痛风石，局部皮肤破溃后可流出白色牙膏样物质。约 1/3 的病例同时有肾脏病变。继发性痛风患者也可经历上述四个阶段，但间歇期较短。

二、辅助检查

血尿酸增高，超过 5mg/dl 为可疑，超过 6mg/dl 可肯定诊断。白细胞可以增高。痛风石镜检可见针状结晶，痛风石尿酸盐试验可呈阳性反应（痛风石末加稀硝酸 5 滴，加热蒸发干燥后再加氨试液，即变为紫红色）。X 线检查：

可见关节旁骨质多发性溶骨性破坏，多位于关节面，即近关节面的部位。此外，尚可见到软组织肿胀、关节间隙狭窄、关节不规则、骨赘、骨刺等增生关节炎的改变。

三、治疗

治疗痛风应从以下几方面入手：随诊有阳性家族史的患者，如有可疑立即预防治疗；制止即将复发的痛风；治疗已经复发的急性症状；注意间歇期的治疗；必要时处置痛风石；注意并发症的治疗。

（一）药物治疗

1. 保泰松：有明显消炎、镇痛作用，对发病已数日者仍有效，但毒副作用较明显，一般只在耐受秋水仙碱或无效时使用。初剂量 0.2~0.49g，口服，以后每 4~6 小时口服 0.1~0.2g，症状好转改为 0.1g，每日 3 次，维持 3 天。

2. 秋水仙碱：是急性痛风的特效药，初用时每次口服 0.5mg，每小时 1 次。第一日总量 4~6mg，至症状控制或出现腹泻等胃肠反应改为维持量，每次 0.5mg，每日 2~3 次。

3. 消炎痛：疗效与保泰松相仿。初剂量 25~50mg，每 8 小时口服 1 次，次日起 25mg，每 8 小时口服 1 次。

4. 促肾上腺皮质激素（ACTH）：对病情严重而秋水仙碱等治疗无效时，可采用 ACTH 25mg 加入葡萄糖中静脉滴注，或用 40~80mg 分次肌内注射。此药疗效迅速，但停药后容易复发，可加用秋水仙碱 0.5mg，每日 2~3 次口服，以防症状"反跳"。

5. 激素的使用：由于多种抗炎药物治疗本病都有效，不必全身性应用皮质激素。个别病例急性期症状反复发作十分严重，其他药物治疗无效或不能耐受者，可使用激素治疗，如强的松每日 5~15mg，分 2~3 次口服。症状控制后应及时减量或停用。急性痛风性关节炎累及单关节时，关节腔内注入去炎松可改善症状，对于难以控制的关节炎可试用。

6. 间歇期及慢性期以排尿酸及抑制尿酸生成的药物为主，使尿酸值保持在 6mg% 以下，防止痛风石形成。①丙磺舒：初用 0.25mg，每日 2 次，两周内增至 0.5g，每日 3 次。最大剂量每日不超过 2g。②异嘌呤醇：常用剂量为每次 100mg，每日 3 次口服，如病情需要，剂量可增大至每次 200mg，每日 3 次。服药过程中如有尿酸转移性痛风发作，可辅以秋水仙碱治疗。

（二）外治法

1. 针灸疗法：针灸可在痛区周围取穴及循经取穴，

耳针取压痛点。

2. 外敷疗法：风湿热型可见关节红肿疼痛，可局部外敷金黄膏、玉露膏、双柏膏等；风寒湿型，可局部外敷温经通络膏；瘀血型可局部外敷万应膏。

3. 中药离子导入疗法：可用山慈菇 10g，生胆南星 10g，加 75% 酒精浸泡，做痛区离子导入。

（三）手术疗法

慢性期患者，若局部痛风石巨大，影响功能，或破溃经久不愈，可手术刮除痛风石。

四、预后及调护

本病如早期发现，及早预防和治疗，预后较好，但应加强调护，注意以下几点：

（一）饮食宜忌

饮食禁忌是预防本病发作的关键，一定要严格禁食富含嘌呤和核酸的食物，如羊心、胰、浓缩肉汁、肉脯、鲱鱼、沙丁鱼、酵母、凤尾鱼、鳕鱼、马哈鱼、鲑鱼、扇贝、咸猪肉、鹅肉、鸽肉、牛肉、动物肝、肾、脑、鱼子、蟹黄、鸡肉、野鸡、鸭肉、羊排、猪肉、兔肉、舌、虾、酸苹果、小扁豆、蘑菇或菌类制品、豆制品、青豆、豌豆、菠菜及花生等。

（二）急性期处理

应卧床休息，局部固定冷敷，24 小时后可热敷，并大量饮水。

（三）防止复发

可长期服用小剂量秋水仙碱。

（四）起居调养

肥胖患者应控制饮食，减轻体重。避免精神刺激、受凉或过劳。

（五）预防并发症

若有高血压、肾炎、肾结石等并发症者，可给予相应的治疗。

（六）预防性治疗

有痛风家族史的男性应经常检查血尿酸，如有可疑，即予预防性治疗。

骨骺炎

骨骺炎是指骨骼发育时期，各骨化中心由于各种原因干扰而出现软骨内化骨的紊乱，病变在骨骺，所以有人称之为骨软骨病或骨软骨炎。《灵枢·刺节真邪》载："虚邪之入于身也深，寒与热相搏，久留而内著，寒胜其势，则骨疼肉枯，热胜其寒，则烂肉腐肌为脓，内伤骨，内伤骨为骨蚀。"一般认为骨骺炎属于此证。骨骺病变的因素很多，主要为缺血、创伤、感染及内分泌失调所致，常见的部位为股骨头、胫骨结节、脊柱、月骨、足舟骨、跟骨结节及趾骨头等。下文仅讨论儿童股骨头缺血性坏死。

一、诊断要点

1. 起病隐匿，跛行和患髋疼痛是本病的主要症状。跛行为典型的疼痛性跛行步态，即患儿为缓解疼痛采取保护性步态，缩短患肢负重时间。患者所述疼痛部位往往在腹股沟部、大腿内侧和膝关节，跑步和行走多时，疼痛加重，休息后明显减轻。

2. 可发现髋关节各个方向活动均有不同程度的受限，尤其是外展和内旋活动受限更为明显，而且髋关节活动能诱发疼痛。早期髋关节周围肌肉出现痉挛和轻度萎缩。在滑膜炎阶段，髋关节前方有深压痛，并出现轻度屈曲和外展畸形。

3. 定期投照髋关节正位和蛙位片，可动态观察病变整个过程中股骨头的形态变化。

二、治疗

儿童股骨头缺血性坏死的治疗目的是创造一个能够

消除影响骨骺发育和塑形的不利因素，防止和减轻股骨头继发畸形的条件，使坏死的股骨头顺利完成其自愈性过程。在设计治疗时，重要原则是尽快获得和维持髋关节无负重状态下的活动功能，尤其是外展、内旋功能更为重要。因病因不明确，故确切的病因治疗还没有定型的可靠方法。治疗时应避免负重，保持髋关节正常活动，防止塌陷；增加包容，防止继发畸形；增加血运，缩短病程，促进骨再生。

（一）非手术疗法

适用于 Catterall 分类法 I 级、II 级的患者。

1. 休息和牵引：既是观察也是治疗，一般牵引或单纯卧床休息 3~4 周。

2. 支具应用和外展髋人字石膏：很多学者强调，在股骨头骨骺缺血坏死早期，将股骨头完全放置在没有病变的髋臼内，既能缓解疼痛，解除软组织痉挛，又可使髋关节获得正常范围的活动，起到塑造和抑制作用，防止变形、塌陷。多数学者推荐外展 40°~45°，内旋 10°~15° 为宜。此外，外展肌基本失效，减少了对关节的应力，同时股骨头也包容在臼内，定期拍片，直至坏死完全恢复，才可减除固定，需 12~16 个月。支具包容下患儿可借助拐杖行走，不仅有利于重塑和保持关节功能，还可促进关节滑液的流动，有利于软骨和滑液的营养。

（二）中医中药的应用

1. 推拿：推拿不但可以改善患髋的血液循环，还可以改善肢体功能，防止关节功能的完全丧失，达到减轻疼痛、改善肢体功能的目的。常用的方法有点穴法、按法、滚法、提拿法、提屈旋转法等。

2. 针灸：针灸可以疏通经络，改善髋部的血液循环，同时也改善股骨头的血运。治疗主要根据临床表现及体征辨证取穴。

3. 理疗：常用宽谱仪等照射患髋，每次 30 分钟，每天 2 次，可扩张血管，促进局部血液循环，增加股骨头骨骺血运。

（三）手术疗法

目前手术治疗方法较多，可分为以下两类：

1. 改善股骨头血供类，如滑膜切除、股骨头髓芯减压、带血管肌蒂移植、血管束植入等。

2. 改善头包容，改变股骨头负重部位类，如股骨上端截骨术、骨盆截骨术、髋臼加盖术等。

骨质疏松症

骨质疏松症（osteoporosis）是一类伴随年龄衰老或医学原因引起的以骨量丢失、骨组织显微结构受损为病理改变，骨强度下降，骨脆性增加，骨折危险频度增大为特征，以骨痛、易于发生骨折为主要临床表现的全身性骨代谢疾病。骨强度包括骨密度和骨质量。影响骨质量的因素主要有骨的有机质、骨矿化程度、骨微结构和骨的转换率。骨折是骨质疏松症最严重的后果。骨质疏松症涉及内分泌学、老年医学、骨科学、妇科学、放射学、药学、营养学和康复医学等学科，是跨学科的复杂疾病，也是当前国际上研究最活跃的课题之一。

骨质疏松症主要分为原发性骨质疏松症和继发性骨质疏松症两大类。原发性骨质疏松症分为绝经后骨质疏松症（Ⅰ型）、老年性骨质疏松症（Ⅱ型）和特发性骨质疏松症三大类，占骨质疏松发病总数的85%~90%。

绝经后骨质疏松症Ⅰ型是指自然绝经后发生的骨质疏松，一般发生在绝经前后5~10年。老年性骨质疏松症（Ⅱ型）是单纯伴随增龄衰老发生的骨质疏松。特发性骨质疏松症包括青少年和成年特发性骨质疏松症，是一种全身骨代谢疾病，很轻微的损伤即可引起骨折或脊椎压缩骨折，进入青春期后病程发展逐渐停止，确切病因尚不清楚，临床上罕见，可能与基因缺陷和遗传因素有关。

继发性骨质疏松症主要由疾病等医学原因和不良嗜好所致，占骨质疏松症发病总数的 10%~15%。

骨质疏松与骨质疏松症的区别：骨质疏松是骨的退化过程和现象，其骨量减少、骨强度降低虽然达到诊断骨质疏松的低骨量标准，但不一定有临床症状或骨折发生，尚属于生理性的退化范围之内；骨质疏松症是指骨质疏松达到一定程度，符合诊断骨质疏松的低骨量标准，患者已出现全身骨痛症状或伴脆性骨折等临床征象的病理状态。

一、病因病机

危险因素有种族、性别、年龄、女性绝经年龄、体型、体重、骨质疏松的家族史、骨密度峰值和个人不良生活习惯（营养、酗酒、吸烟、运动）等。白种人比黑种人和黄种人更易发生骨质疏松，在所有种族中女性骨质疏松患病率均远高于男性，女性绝经年龄愈早，骨质疏松发生愈早且程度愈重。肥胖、超重者骨量高于瘦弱纤细者，骨质疏松阳性家族史者发病率较高，发病年龄较低。酗酒、吸烟、长期饮用含有咖啡因的饮料均是骨质疏松症发病的危险因素。此外，失重状态或长期卧床、制动都是导致骨量丢失的危险因素。缺乏日光照射、偏食、钙或维生素 D 摄入不足以及长期使用免疫抑制剂、糖皮质激素、肝素等抗凝剂或利尿剂都已被证实是引发骨质疏松的危险因素。凡是有原发性甲状旁腺功能亢进、甲亢、库欣病、糖尿病、类风湿关节炎、慢性肾功能不全、胃肠道吸收功能障碍、Paget 病、多发性骨髓瘤或转移瘤等病者，都应注意存在继发性骨质疏松症的可能。

（一）发病率

美国 80 岁以上的白人妇女中，有 80% 患骨质疏松症；绝经妇女中有 30% 患骨质疏松症，54% 骨量减少。在加拿大 1/4 的女性患骨质疏松症，男性为 1/8。骨质疏松症最大的危害不是本身骨量的减少，而是与之相关的骨质疏松性骨折。骨质疏松性骨折的年发病率几乎是心肌梗死的三倍。50 岁左右的男性和女性在一生中患骨质疏松性骨折的可能性分别为 13.1% 和 39.7%。尽管男性的发病率低于女性，但是他们髋部骨折后死亡率为 21%，高于女性的 8%。在美国每年用于治疗髋部骨折的医疗费用可高达 100 亿美元。我国原发性骨质疏松症的人数约占总人口的 6.97%。由于人们生活水平的提高和保健事

业的发展，平均预期寿命已由 1945 年的 35 岁增长到 70
岁。随着我国老年人群的增多，骨质疏松患者急剧增加，
预计 2050 年将达 2.5 亿，其中 25%~70% 患有骨质疏松
症。由于骨质疏松症是致残率较高的疾病，高昂的治疗
费和较长的治疗周期给家庭和社会带来沉重的负担，所
以掌握防治该病的康复治疗方法具有重要的现实意义。

（二）病理生理改变

骨显微结构破坏，骨小梁变细、断裂、穿孔、数目
减少，骨松质丢失明显，骨密度降低，骨脆性增加，是
骨质疏松的基本病理变化。骨量的丧失与骨的重建过程
异常有关，这些异常状况包括骨转换加快、骨矿化延迟
和局部的骨吸收、骨形成失衡，即骨吸收大于骨形成。
此外，骨质疏松症尚有骨小梁结构的异常和不耐骨疲劳
性损伤的病理生理变化。

二、诊断要点

临床诊断主要根据有无骨痛、身高变矮、骨折等临
床表现，并结合年龄、是否绝经、病史、骨质疏松家族
史、X 线片和骨密度测定等进行诊断。双能 X 线骨密度
检查因其精确度较高、重复性好，被认为是目前骨质疏

松症诊断的金标准。根据 1998 年 WHO 规定的骨质疏松症诊断标准，用同性别、同种族健康人的骨量峰值，减去所测得的骨量值（BMD）来衡量，只要骨密度减少等于或大于 2.5 个标准差，即可诊断为骨质疏松症。

（一）临床表现

1. 骨痛：原发性骨质疏松症常以骨痛为主要临床表现，其中女性患者骨痛的发生率最高，占 80%，男性占 20%。骨痛的发生可在不同部位，腰背疼痛最常见，占 67%，腰背伴四肢酸痛占 9%，伴双下肢麻木感者占 4%，伴四肢麻木，屈伸腰背时肋间神经痛、无力者占 10%。疼痛性质多呈冷痛、酸痛、持续性疼痛，有突发性加剧，部分患者可出现腓肠肌阵发性痉挛，俗称"小腿抽筋"。男性患者部分骨痛不明显，常表现为全身乏力、双下肢行走时疲乏、体力下降、精力不足等。若腰背突发性锐痛，脊柱后凸，躯干活动受限，不能站立、翻身、侧转，局部叩击痛，多为椎体压缩性骨折引起的骨痛。

2. 驼背：驼背多发生于胸椎下段，表现为身高变矮，背曲加重。脊柱椎体结构 95% 由骨松质组成，因骨量丢失，骨小梁萎缩，使椎体疏松即脆弱，负重或体重本身的压力使椎体受压变扁，致胸椎后突畸形。

3. 骨折：因骨质疏松，骨脆性增加，而致椎体压缩性骨折。股骨颈骨折及少数桡骨远端及肱骨近端，常在扭转身体，肢体活动时致自发性、倒地性轻伤性骨折。椎体压缩性骨折最常见，多发于 T_{11}—L_1，表现为突然腰背锐痛、脊柱后凸、不能翻身、局部叩击痛，常见有楔形、平行压缩、鱼椎样变三种类型骨折。股骨颈骨折表现为腹股沟中点附近压痛，病变下肢呈内收或外旋畸形、不能站立和行走。

4. 负重能力下降：骨质疏松症患者的负重能力常降低约 2/3，甚至不能负担自己的体重。

5. 腰背部活动障碍：主要表现为腰椎屈、伸、侧屈、旋转障碍和腰背肌肌力下降。

6. 日常功能水平障碍：主要表现为坐、站、行走和个人护理等功能障碍。髋部骨折的患者中有 1/4 需要长期卧床，其日常功能活动受到严重影响。

（二）康复评定

1. 生化指标检测

（1）骨矿代谢指标：主要检测血清钙、磷。原发性骨质疏松血清钙磷一般在正常范围内。

（2）骨形成指标：骨碱性磷酸酶（ALP）、骨钙素（BGP）与 I 型胶原羧基末端肽（CTX）。

（3）骨吸收指标：主要检测抗酒石酸酸性磷酸酶

（TRAP)、羟脯氨酸（A 骨质疏松症）。但骨质疏松症受诸多因素影响，其敏感性和特异性较低。近年来，把尿中吡啶啉（PYD）和脱氧吡啶啉（DPD）作为骨吸收的敏感和特异性生化标志物，有条件者可检测 PYD 和 DPD。

（4）钙调节激素：活性维生素 D、甲状旁腺素（PTH）、降钙素（CT）等。

原发性骨质疏松 I 型表现为骨形成和骨吸收指标均有增高，即高转换型；II 型骨形成和吸收生化指标多在正常范围或降低，属低转换型，PTH 升高。

2.X 线评定

常根据骨皮质厚度、骨小梁粗细数量、骨髓腔横径与骨皮质厚度以及骨髓腔与周围软组织之间的密度差来初步判断有无骨质疏松症、骨质疏松症骨折的类型和程度，或排除其他疾病。但 X 线估计骨密度误差或高达 30%~50%。

双能 X 线吸收法（DXA)：是目前诊断骨质疏松症的金标准，能明确诊断轻、中、重度骨质疏松。双能 X 线吸收法可以测量全身任意部位的骨密度和脂肪组织的百分比，测量速度快、精度高，空间分辨率高，散射线少。国际上对骨质疏松症的诊断、抗骨质疏松疗效的观察，不同生理和病理状况的比较，动物钙磷代谢的研究，抗骨质疏松新药的研究，都要求用双能 X 线吸收法或定量

CT 法观察。

根据 1998 年 WHO 规定的骨质疏松症诊断标准，如果骨量减少 ≤ 1SD（一个标准差）者为正常骨量范围，骨量减少在 1~2.5SD 之间者为骨量降低，骨量减少在 ≤ –2.5SD 为骨质疏松症，骨量减少在 ≤ –2.5SD 同时伴有脆性骨折为重度骨质疏松症。

由于种族、地域和环境的差异，因此更严格的标准应是用同地区、同种族、同性别的峰值骨量减去所测得的骨量值，以标准差的关系来判定骨质疏松程度。

三、治疗

治疗目标：康复治疗目标是缓解骨痛，控制病情发展，减低骨丢失，降低骨转化率和压缩性骨折的加重；提高骨质量，防止失用综合征；预防继发性骨折，降低骨折发生率；以及改善 ADL 能力和生活质量。

原则：早期诊断，早期治疗，长期治疗。采用基层治疗、药物治疗、康复治疗、防跌倒宣教与运动治疗四者相结合的综合治疗。早期诊断主要根据患者是否属于骨质疏松高危人群，或有无相应的临床表现，或体征早期检测其骨矿密度；早期治疗时一旦发现骨量减低则应该开始治疗，而不要等到骨量减低到达骨质疏松症的诊断要求，甚至已发生骨质疏松性骨折才开始治疗。

1. 基础治疗

包括饮食营养、钙剂、维生素 D 及其衍生物。饮食以富含钙、低盐和适量蛋白质的均衡饮食为主，如果饮食源性钙入量不足，可选用钙制剂补充。中国营养学会推荐成人每日钙摄入量为 800mg，绝经后妇女和老年人可增至 1000mg；维生素 D 及其衍生物既是基础治疗用药，有时也是治疗骨质疏松症的重要药物。

2. 药物治疗

以抑制骨吸收、促进骨形成为原则。药物应用要求早用药、长期用药、联合用药。抑制骨吸收药物如钙制剂、雌激素、降钙素、三磷酸盐、活性维生素 D 衍生物等；增加骨形成药物如活性维生素 D 衍生物、氟化物、同化性皮质类固醇（雄性激素及其衍生物）、孕激素、PTH 片段、生长激素、骨生长因子（BGP、BMP)。

3. 物理治疗

物理因子具有较好的止痛效果。骨质疏松症最常见的症状就是疼痛，如何缓解疼痛是当务之急。非甾体类消炎镇痛药对绝大部分身患骨质疏松症的老年人来说是不可能长期使用的，因此选择性地运用各种物理因子（如中频、低频电疗）作为对骨质疏松引起的急慢性疼痛的首选方法。此外物理治疗还能减少组织粘连，增强肌力，防止肌肉萎缩，改善局部循环，促进骨折愈合，预防深静脉血栓形成和继发性骨质疏松，增加局部应力负荷，促进钙磷沉积，促进神经功能修复，以及改善机体功能活动。

1989 年 Bassett 预言，脉冲电磁场将可能对骨质疏松症治疗产生影响。近几年众多的实验与临床研究结果多表明，脉冲电磁场能显著改善实验组去卵巢大鼠骨密度、骨钙含量、大鼠血清 E2 的含量、骨形态计量学、骨代谢和大鼠股骨骨生物力学性能，尤其是在改善骨痛和骨密度方面具有良好的临床应用前景。具体方法可用 UNION—2000A 型骨质疏松治疗系统进行治疗，每天一次，每次 40 分钟，连续 30 天。

4. 运动疗法

运动疗法可阻止骨量丢失，增加骨量，改善骨密度和骨强度，改善骨质疏松症患者运动、平衡功能。运动项目包括走路、奔跑、有氧操、跳舞、骑车、球类运动、体操及负重、抗阻训练等。最佳的运动强度为最大耗氧量的 60% 左右，运动强度要参考对象的年龄、身体状况及运动经验等制定，频度每天 20~30 分钟，每周 3~5 次即可。运动疗法首要原则是超负荷，即在运动过程中加在骨上的负荷不同于且大于日常活动中的负荷。因为"超负荷"可以让本来就非常低的个体产生最大的反应，运动时间和强度应随着患者能力的增加而相应增加。

5. 作业治疗

在对骨质疏松症患者伤残情况进行全面评价后，有目的、有针对性地从日常生活、职业劳动、认知活动中选择一些作业，指导患者进行训练以改善或修复患者躯体、心理功能，预防骨质疏松骨折。

6. 矫形器、腰围

骨质疏松症最常见的问题是椎体压缩性骨折、脊柱畸形、股骨颈骨折、桡骨远端骨折和肱骨近端骨折。因此在治疗中研究应用康复工程原理，为患者制作合适的支具，矫正畸形，预防骨折发生，配合治疗顺利进行。如脊柱支具能限制脊柱的过度屈伸，又使患者有不定期的活动度，预防椎体出现压缩性骨折。

7. 饮食与营养调理

与骨质疏松关系密切的元素和营养素有钙、镁、锌、铜、锰、维生素 C、维生素 D 和蛋白质，其中骨质疏松症患者最缺乏的是钙和维生素 D。中国预防医学科学院调查认为钙摄入量每日为 400~500mg，维生素 D 在儿童和老年人群缺乏尤为明显，应加大摄入量。国外研究发现，股骨颈骨折者蛋白质摄入低于 70mg/d 则影响愈合。故应多食含钙及蛋白质丰富的食物及蔬菜、水果，每日喝半斤以上牛奶，多食豆制品，戒烟酒等。

8.康复教育

主要进行防跌倒宣教与训练，要求患者戒除不良嗜好，坚持平衡饮食，多做户外活动和家庭自我运动训练，特别是静立性体位训练和步行锻炼。

（1）坚持多做户外活动，多晒太阳，如每日户外散步1公里。

（2）戒除不良嗜好如偏食、酗酒等，不可长期饮用含有咖啡因的饮料，每日坚持食用新鲜蔬菜、水果。

（3）家庭自我运动训练：在医生的指导下，在家中长期坚持进行肌力、肌耐力、关节活动度和平衡功能训练，以提高运动的反应能力和对环境的适应能力，防止跌倒。

（4）改造环境：尽量改造家庭和周边环境，以减少跌倒的机会；采取切实有效的防跌倒措施，如穿戴髋保护器。

（5）步行锻炼：老年骨质疏松症患者以每日步行大于5000步，少于10000步（2~3km）为宜。日本学者发现，步行能有效维持脊柱及四肢骨盐含量。每次步行少于5000步，则骨量下降，大于10000步则骨量增加不明显。

（6）静力性体位训练：对骨质疏松症患者首先应教会他们在日常生活中保持正确的体位和姿势。坐、卧或立位时由于某种原因重力（引力）和持久双重原因，一旦不能有意识地保持正确的姿势，就会加重病情，使脊柱变形甚至导致骨折，因此对骨质疏松症患者进行静力性体位训练，使其在日常生活和工作中保持正确的体位和姿势是十分重要的。方法：坐位或立位时应伸直腰背，收缩腹肌，增加腹压，吸气时扩胸伸背，接着收颌和向前压肩，或坐直背靠椅背；卧位时应平卧，低枕，尽量使背部伸直，坚持睡硬板床，对所有骨质疏松症患者无论有无骨折都应进行本项训练，使其习惯训练所要求的姿势，以防骨折、驼背的发生。

（7）在骨质疏松的情况下，骨的力学强度明显减低，所以扭身、持物、弯腰、下楼、汽车震动、站立倒地等，都可以引起骨折。治疗初期应用双腋拐帮助行走，逐渐改为手杖。老年人如不训练，神经、肌肉的应急能力差，行走不稳，易跌倒引起骨折，所以应帮助老年及骨质疏松症患者进行神经肌肉系统的训练，增加灵活性，增强应急能力。

第三章 特色疗法

水土双补法治疗老年性骨质疏松症

骨质疏松症是一种老年常见病，特点是骨量减少、骨组织微结构受损，脆性骨折增加。骨密度指单位面积所含的骨矿量，是反映人体骨骼代谢状况的一项重要指标，用于分析人体骨量变化情况，诊断骨质疏松症。

以前认为骨质疏松症是年龄老化的自然结果，无须医疗干预，但现在已经认识到骨质疏松症是一种易引起骨折的疾病，可累及多数老年人，尤其是老年女性，而且影响老年人寿命和生活质量，且不同性别、年龄和种族的人群均可受累。

骨质疏松症的危害非常大，主要特点为疼痛、骨折发病率高、并发症多、经济负担大、难以治愈。其发病因素主要与激素水平降低，老年人胃纳差，钙的摄入减少；吸烟、酗酒、饮用含有咖啡因的饮料等导致钙丢失增加；或运动减少有关。针对骨质疏松，经过多年的临床实践，崔国强主任应用"水土双补法"治疗本病，取得满意疗效。

肾为先天之本，脾为后天之本，肾属水、脾属土，所谓"水土双补法"即补肾壮骨与健脾强胃相结合。李中梓在《医宗必读》中说："世未有无源之流，无根之木。澄其源而流自清，灌其根而枝乃茂，故善为医者，必责根本，而有先天、后天之辨。先天之本在肾，肾应北方之水，水为一之源；后天之本在脾，脾为中宫之土，土为万物之母。"水土双补法顺应老年人生理特点，巧妙运用健脾与补肾的方法实现筋强骨健的目的，从而治疗骨质疏松症。

一日之晨，若一岁之春，晨起健脾，可增加益脾健胃之功，事半功倍。李东垣曰："胃中元气盛，则能食而不伤，过时而不饥。脾胃具旺，则能食而肥。"晨起服用崔氏益脾丸，行健脾之功，正合十二经气血流注（寅时为肺……辰时为胃，巳时为脾）。方药组成：人参、半夏、茯苓、白术、砂仁、黄芪、当归、益智仁、藿香、丁香、陈皮、甘草。以上诸药共为细末，炼蜜为丸，每丸9克，晨起空腹服1丸。

一日之夜，若一岁之冬，冬主蛰伏，与肾气通，而肾主骨生髓，傍晚补肾，可助钙吸收，与补脾相合而用，共奏强筋壮骨之功。可每晚服用崔氏补肾丸，方药组成：熟地黄、黄芪、枸杞、肉苁蓉、淫羊藿、骨碎补、补骨脂、仙茅、杜仲、山药、菟丝子、当归、鹿角胶、龙骨、牡蛎、生地黄、牡丹皮、泽泻、茯苓。上药各等分，为细末，炼蜜为丸，每丸9克，晚饭后半小时服用1丸。

水土双补法治疗骨质疏松症，补肾与补脾均为丸剂，服用方便，适合骨质疏松症患者长期服用，符合其病理特点。且早健脾，晚补肾，符合人体生理特点。经过大量临床对比观察，此法治疗骨质疏松症优于单独健脾强胃法或单独补肾壮骨法，亦优于二者简单的合用。通过近20年来对水土双补法的不断完善总结以及大量临床观察，已经证明水土双补法治疗骨质疏松症有明显作用，能增加患者骨密度。

针药三步法治疗顽固性肩凝症

肩凝症是肩关节囊和关节周围软组织的一种退行性、炎症性疾病，女性多于男性，50岁左右多见，故有"五十肩"之称，属中医"痹证"的范围，一般称为"肩痹"或"漏肩风"。其发病原因复杂，可由外伤、过劳或局部受寒等引起，但往往不能找到明显诱因。其症状表现为：肩部弥漫性疼痛，昼轻夜甚，甚至寐而痛醒，晨起稍事活动疼痛反而减轻，即所谓"静止痛"；局部伴有广泛的压痛；外旋、外展动作受限。本病早期以疼痛为主，晚期以疼痛、功能障碍为主，痛苦异常。

本病早期治疗，采取针灸、中药、推拿、功能锻炼等即能取得良好效果，但对于病程长、功能障碍严重、疼痛异常的患者，采取上述疗法很难取得满意疗效。

针对病情顽固，患者的功能障碍难于恢复，疼痛剧烈的特点，崔国强主任经过长期临床实践，总结出"针灸止疼痛、手法去粘连和中药助恢复"的疗法治疗本病，取得满意疗效。

一、分类

1. 轻度肩周炎患者：发病时间多小于半年，肩部轻度疼痛，轻度功能障碍，对生活起居影响不大，未经过系统治疗的患者。

2. 顽固肩周炎患者：发病时间多大于半年，肩部疼痛严重，夜间痛甚，难于入睡，甚则寐而痛醒，功能障碍严重，影响生活起居，经多种治疗方法未见明显好转的患者。

二、治疗

针对顽固性患者，治疗应当"急则治其标"，首先缓解患者的疼痛。

（一）针灸止疼痛

1. 取穴

主穴：阿是穴、肩贞、养老、条口。

配穴：曲池、合谷、尺泽、太渊、外关、阳池。

2. 针法

阿是穴处刺入 2 根毫针，针距约 1cm，并以此建立电极对，连续波，强度以患者能耐受为度。其余主穴：肩贞透极泉，养老透内关，条口透承山，均强刺激，泻法。余穴随症加减，平补平泻。若在秋冬季节，针刺时肩部应用 DTP 神灯照射，留针 30 分钟。起针后，嘱患者功能锻炼 20 分钟（方法见第三步详述），治毕。每日 1 次，7 天一疗程。

3. 效穴考证

（1）肩髃：《玉龙歌》："肩端红肿痛难当，寒湿相争气血狂，若向肩髃明补泻，管君多灸自安康。"

（2）天宗：《针灸甲乙经》："肩重，肘臂不可举，天宗主之。"

（3）曲池：《标幽赋》："肩井、曲池，甄权刺臂痛而复射。"

（4）合谷：《胜玉歌》："两手酸痛难执物，曲池、合谷共肩髃。"

（5）尺泽：《玉龙歌》："两手拘挛筋骨连，艰难动作欠安然，只将曲池针泻动，尺泽兼行见圣传。"

（6）阳池：《针灸甲乙经》："肩痛不能自举，汗不出，颈痛，阳池主之。"

（7）肩髎：《针灸甲乙经》："肩痛不举，臂痛，肩髎主之。"

（8）太渊：《席弘赋》："五般肘痛寻尺泽，太渊针后却收功。"

（9）外关：《针灸捷径》："治臂膊红肿，支节疼痛等。"

4.成方选录

（1）肩痛欲折：养老、天柱。（《千金方》）

（2）曲池、天髎主肩重痛不举。（《资生经》）

（3）肩髎、风门、中渚、大柱治肩背红肿疼痛。（《针灸大成》）

（二）手法去粘连

经上述第一步针灸治疗，多数患者疼痛即可缓解，不再痛苦，但是肩关节功能尚不能恢复，如果采用传统针灸、推拿、中药等方法继续治疗，很难取得满意疗效，对此，崔国强主任采用在臂丛神经麻醉下"手法去粘连"治疗，解除局部粘连，效果满意。

经第一步治疗，患者疼痛缓解后，嘱其晨起禁食水，在无菌环境下行臂丛神经麻醉，待麻醉起效后，患者取侧卧位，患肢向上，先行普通按摩手法约20~30分钟，消除患者紧张心理，而后用较轻力度缓慢向各个方向松解，逐渐加大力度，直至使肩关节所有活动度都达到正常，停止手法治疗。嘱患者平卧半小时，无不适后坐起，留观30分钟至1小时，如无不适，治疗结束。

注意事项：

1. 施术前详细检查心电图、血压等，排除麻醉禁忌证。

2. 麻醉前做好解释工作，消除患者紧张心理，并让患者本人或直系亲属签订《知情同意书》《麻醉同意书》

3. 施术后因6小时内患肢活动受限，故嘱家属护送患者走路等活动，避免摔伤等危险发生。

4. 施术6小时后，麻醉效果消退，多数患者会出现较重的疼痛，可嘱患者服用止痛药物。

5. 施术后24小时内禁止患者过度活动患肢，以免加重水肿。48小时至72小时，自然活动，72小时后开始功能锻炼。

6. 施术后，为减轻局部水肿，可酌情静脉滴注甘露醇、激素等药物，连续三天后停止给药。并嘱患者从施术 72 小时后开始功能锻炼（方法在第三步时已详述）。

经过上述第二步手法去粘连治疗后，顽固的粘连问题已解决，但是如果此时停止治疗，经过一段时间，多数患者仍然会出现疼痛加重，功能受限，顽固性肩周炎复发，所以应进入"中药助恢复"治疗。

上述手法施术三天后，给予自拟中药——肩痛逐痹汤，并嘱患者开始功能锻炼，从而彻底治愈本病。

方药组成：

桂枝 9g，炒白芍 10g，松节 12g，制川乌 6g，姜黄 9g，羌活 9g，独活 9g，威灵仙 12g，虎杖 15g，土茯苓 12g，当归 12g，鸡血藤 12g，红花 9g，炙甘草 6g。每日 1 剂，水煎服，7 天为 1 疗程。

（三）功能锻炼

按照以下方法，每天早、晚各锻炼 1 次，每次 30 到 40 分钟，7 天为一疗程。

1. 患者背靠墙而立，屈肘 90 度握拳，掌心向上，上臂逐渐外展，尽可能使手接近或碰触墙壁。

2. 患侧手指通过头后摸对侧耳朵。

3. 面墙而立，用患侧食、中二指做爬墙运动，在每次爬行至最高点处做标记，可以知道每天练习的成绩，并使每天的练习高度都超过前一天的高度，以增加信心。

4. 患肢翻手从背后摸对侧的肩胛骨。

5. 患侧肢体随意向前、后做摆动。

6. 患肢顺时针方向划圈数次，再逆时针划圈数次。

锻炼时会有些疼痛，但必须坚持，贵在持之以恒，才能彻底康复。

一般中药服用2~3疗程即可停药，可锻炼至肩关节彻底康复为止。

针药三步法治疗顽固性肩周炎的优点在于根据疾病的不同阶段，采取针灸、手法、中药等不同方法针对性地治疗，充分发挥了针灸、手法及中药的优势，使复杂的病情得到简化分解，以达到止痛、功能恢复的目的。

阿是穴单穴双针加电治疗腰椎间盘突出症

腰椎间盘突出症，是一种疼痛剧烈的脊椎疾病，由于椎间盘发生退行性变，或外力作用引起腰椎间盘内外力平衡失调，均可使纤维环突然破裂，导致腰椎间盘的髓核突出,压迫或刺激神经根、硬膜囊、血管及马尾神经等,进一步导致周围组织出现炎症、水肿、微循环障碍和纤维组织增生粘连,继而出现腰腿痛,甚至出现神经功能障碍。针灸治疗腰椎间盘突出症在临床上被广泛应用,但是传统针灸在治疗腰椎间盘突出症时,对阿是穴的利用有限,没有充分发挥阿是穴的特殊作用。阿是穴又称"天应穴""不定穴",孙思邈在《备急千金要方》中说:"有阿是之法,言人有病痛,即令捏其上,若里当其处,不问孔穴,即得便快或痛处,即云阿是,灸刺皆验,故曰阿是穴也。"可见阿是穴治疗疼痛很早就已经被中医认知,而我们今天对阿是穴的应用大多数还只是停留在"灸刺有验"的阶段上。如何在阿是穴的应用上取得突破,是摆在我们这一代中医人面前的一个问题。崔国强主任独创阿是穴单穴双针加电的方法治疗腰椎间盘突出症,取得了满意疗效。

此法治疗时不分中医证型,在医学影像学(CT、MRI等)的支持下,明确诊断,然后采取阿是穴单穴双针加电的方法进行治疗。选择患者突出的椎间盘两椎体棘突间旁约 1.5 寸处、腰眼穴附近、环跳穴体表投影附近进行按压,并确认按压的痛点,即为阿是穴,对这些阿是穴常规消毒,选用 0.4mm × 100mm 的长毫针,采用夹持进针法刺入阿是穴 40~80mm，再在其附近 1~1.5cm 处再刺入相同的 1 根毫针，进针深度约为 40~80mm 左右，得气后，以阿是穴上的两针建立电极对，接通电针治疗仪，采用连续波，频率 16—24Hz，强度以患者能耐受为度，留针 30 分钟，每日一次，7 天为一疗程。

按照以上疗法，多数患者都能取得满意疗效。此法具有操作简单、疗效显著、疗程短的优点。

第四章　临证医案

红膏药的临床应用

郑某，女，31岁，农民。2017年6月15日初诊。

主诉：右足背疼痛、出血7天。

现病史：患者于7天前骑自行车时被汽车撞到，致右足背部软组织撕裂，出血不止，于当地医院急诊行清创缝合、抗菌消炎，对症治疗。数日后见创口有脓液渗出，来院进一步治疗。现见创口处有脓液流出，创口表面有腐肉，周围皮肤红肿，活动受限，舌红苔黄腻，脉弦数。

诊断：外伤感染，热毒内蕴。

治疗原则：清热解毒，托里合营。

治疗方法：创口清洗换药，红膏药外敷患处。

处方：大黄140g，黄连140g，黄柏140g，冰片140g，银珠140g，朱砂140g。研磨成细末，配以麻油外用。

二诊：右足疼痛减轻，创口周围肿胀减轻，脓液渗出减少，创口处有新鲜肉芽生成，创口缩小。守法继调。

三诊：右足无明显疼痛，创口周围无明显肿胀，无脓液渗出，肤色正常，创口处有新鲜肉芽生成，创面明显缩小。守法继调。

四诊：右足无疼痛，无肿胀，肤色正常，创口处已愈合。

按语： 红膏药在我国临床应用上已有多年历史，广泛应用于各种皮肤化脓性感染的治疗，取得了奇特的疗效。红膏药药味虽简单，但作用明显，大黄、黄柏、银珠解毒消痈，排脓补气，冰片、朱砂、黄连防腐生肌，镇痛止痉，从创口直接敷用，药效作用快，无须切开引流，从而达到脓除肿消，炎症明显消退的效果。

中药外治糖尿病足验案一则

林某，男，55岁，教师。2017年7月21日初诊。

主诉：糖尿病10年，右足两处破溃、疼痛、肿胀两周。

现病史：患者10年前因口渴、多饮，确诊为"糖尿病"，皮下注射胰岛素治疗，血糖控制不良。两周前发现右足两处破溃、疼痛、肿胀，肤色暗紫，舌淡红，苔白，脉细。

中医诊断：消渴、脱疽（气阴两虚）。

西医诊断：糖尿病并发糖尿病足。

治疗原则：常规控制血糖，控制感染，在改善下肢循环的基础上用中药浸洗。

治疗方法：嘱患者戒烟，戒酒，控制饮食，适当活动，控制血糖、血压、血脂，予中药浸洗。

处方：黄芩 15g，黄连 15g，黄柏 15g，当归 15g，赤芍 15g，丹参 15g，红花 10g，忍冬藤 30g，川芎 15g，桂枝 15g，桃仁 10g，土茯苓 30g，金银花 30g，蒲公英 30g。上药熬成药液，温度降至40℃时浸洗患处半小时，每天 2 次。

二诊：右足疼痛减轻，肿胀减轻，肤色暗紫减轻，破溃处有新鲜肉芽生成，创面有所缩小。守法继调。

三诊：右足无明显疼痛、肿胀，肤色正常，破溃处有新鲜肉芽生成，创面明显缩小。守法继调。

四诊：右足无疼痛、肿胀，肤色正常，破溃处已愈合。

按语：本病属中医"脱疽"范畴，《诸病源候论》讲述了其发生的病机："夫消渴者……其病变多发痈疽……以其内热，小便利故也，小便利则津液竭，津液竭则经络涩，经络涩则荣卫不行，荣卫不行，则热气留滞，故成痈疽脓"。本病主要属于本虚标实，虚实夹杂。消渴病伤及气阴，五脏气阴俱损，瘀血阻络，外感邪毒，肉腐筋枯。治则以补气养阴为本，化瘀驱邪为标。中医药外治法辅助治疗驱邪为先，内外综合兼保其本，可以根据邪侵的不同程度灵活用药，促进糖尿病足溃疡的创面愈合，达到去腐生肌的功效。

中医外治直接作用于创面微环境，改善局部组织缺血。中药浸洗法是采用具有清热解毒、活血化瘀、收敛生肌等功效的中药熬制成药液，浸洗创面半小时到一小时，达到控制感染，促进病变部位血流循环，加快创面愈合的作用。

中药塌渍治疗腰椎间盘突出症验案一则

王某，男，50 岁。2016 年 10 月 23 日初诊。

主诉：腰疼 6 个月伴右下肢麻木 20 余天。

现病史：患者 6 个月前腰部无明显诱因出现疼痛伴右下肢麻木 20 余天，无法缓解，遂来我院就诊。门诊以"L_{4-5} 椎间盘突出"收入院治疗。查体：腰部无明显肿胀，第 4、5 腰椎正中及右侧椎旁 1.0cm 处压痛（＋），叩击痛（+），向右下肢放射至右小腿后侧。直腿抬高实验右45°（+），加强实验（+），右小腿及足前外侧皮肤感觉迟钝，右膝腱反射弱，右踇趾背伸肌力弱。

中医诊断：腰痛（肝肾亏虚，风寒阻络）。

西医诊断：L_{4-5}椎间盘突出症。

治则：活血通络，散寒止痛，补益肝肾，对症治疗。

处方：伸筋草30g，透骨草30g，乳香15g，没药15g，红花15g，延胡索15g，鸡血藤15g，艾叶20g，冰片15g，干姜15g。煎取药液热塌。

二诊：腰部无明显肿胀，第4、5腰椎正中及右侧椎体旁1.0cm处压痛（+），叩击痛（+），向右下肢放射至右小腿后侧，直腿抬高实验右45°（+），加强实验（+），右小腿及足前外侧皮肤感觉迟钝，右膝腱反射弱，右踇趾背伸肌力弱。守法继调。

三诊：腰部无明显肿胀，第4、5腰椎正中及右侧椎体旁1.0cm处压痛（+），叩击痛（+），向右下肢放射至右小腿后侧，直腿抬高实验右60°（+），加强实验（+），右小腿及足前外侧皮肤感觉迟钝，右膝腱反射弱，右踇趾背伸肌力弱。守法继调。

四诊：腰部无明显肿胀，第4、5腰椎正中及右侧椎体旁1.0cm处压痛减轻，叩击痛减轻，向右下肢放射至右小腿后侧，直腿抬高实验右70°，加强实验（＋），右小腿及足前外侧皮肤感觉迟钝，右膝腱反射弱，右踇趾背伸肌力弱。守法继调。

五诊：腰部压痛，叩击痛减轻，向右下肢放射至右小腿后侧，直腿抬高实验右80°，加强实验（＋），右小腿及足前外侧皮肤感觉良好，右踇趾背伸肌力弱。

按语： 腰椎间盘突出症属于祖国医学"腰痛""痹证"范畴。《素问·痹论》云："风寒湿三气杂至，合而为痹也。""风寒湿邪留于筋骨，则疼痛难已。"其病变部位主要在腰，筋脉拘急而痛，痛及腰腿。腰为肾之府，肾主骨，肝主筋。其病机为肝肾不足，正气亏虚，以风、寒、湿三邪入侵机体为主，致使经脉闭阻，气血瘀滞而发病。治疗当以补益肝肾、活血化瘀、散寒止痛为原则。

中药塌渍治疗腰椎间盘突出症疗效明显。中药塌渍的热效可以扩张血管，促进血液循环和新陈代谢，同时持续温热刺激可以疏通经络，行气活血，软坚散结。伸筋草为君药，可祛风除湿，舒筋活络；红花、延胡索、鸡血藤、冰片为臣药，活血，祛瘀，通经，止痛；佐以透骨草、乳香、没药，可散寒，祛风，除湿；干姜、艾叶为使药，有温散寒邪，回阳通脉之功效。中药塌渍直接作用于患处，使药效直达病灶，再利用热力直接透过皮肤增强药效，缓解疼痛，效果显著。应用中药塌渍，既避免了口服药的副作用，减轻了肝脏的负担，也不会降低药效。

中医外治切口脂肪液化验案一则

李某，女，26岁，农民。2017年9月10日初诊。

主诉：阑尾切除术后7天，切口不愈合。

现病史：患者阑尾切除术后7天切口不愈合，有黄色油状液体渗出，皮下组织游离，细菌培养无细菌生长。

中医诊断：疮疡。

西医诊断：阑尾切除术后切口脂肪液化。

治疗原则：活血排脓，生肌止痛。

治疗方法：切口清洗换药，自制中药外敷患处。

处方：黄芪30g，白芷10g，当归15g，桔梗10g，紫草20g。研末，用芝麻油浸泡，置于锅内炸枯，去渣，去火毒后制成中药膏或纱布条，每日换药一次。

二诊：切口内黄色油状液体渗出减少，皮下组织游离，切口内有新鲜肉芽生成。守法继调。

三诊：切口内黄色油状液体无明显渗出，切口内有新鲜肉芽生成，切口明显缩小。守法继调。

四诊：切口已愈合。

按语：中医学认为本病属于"疮疡"范畴，因伤后痰凝血瘀，邪毒外蕴，致创口经久不愈。近年来，随着高频电刀的使用，切口脂肪液化的发生有增加趋势。传统的切口脂肪液化治疗常行扩创、引流、换药，应用抗生素，但疗程长，费用大，患者痛苦。中药外用治疗，药物直接作用于病灶，可增强疗效，缩短治愈时间。中药黄芪有排脓补气，生肌等功效；白芷活血排脓，生肌止痛；当归补气活血；桔梗祛痰排脓；紫草具有凉血，活血，清热解毒之功效。诸药合用，可加快切口愈合，减轻疼痛，同时减轻患者负担。故中药外用治疗切口脂肪液化优于传统治疗手段。

腰痛治验三则

一、寒湿腰痛

王某，男，43 岁。2008 年 5 月 7 日初诊。

现病史：患者在各家医院均确诊为"L_{4-5} 椎间盘突出"，现腰痛，不能屈伸，右腿酸胀，遇寒加重，舌苔白腻，脉象沉。

中医诊断：腰痛（寒湿）。

西医诊断：L_{4-5} 椎间盘突出症。

法则：祛寒除湿，舒经通络。

方药：自拟方。

地龙 15g，乌梢蛇 15g，防风 15g，独活 15g，羌活 10g，牛膝 15g，肉桂 10g，白芍 25g，生甘草 10g，狗脊 15g，熟地黄 20g。

病人服药 1 周后，腰痛明显减轻，继服 10 剂，腰腿痛止，正常工作。

按语：本证是由于正气不足，腠理疏松，寒湿之邪侵袭腰部，闭阻经络所致。寒性凝滞，湿邪黏腻重浊，阻遏气机，日轻夜重。腰为肾之府，腿为肾之苗，故腰痛腿酸胀，舌脉仅为寒湿之象。

方中地龙、乌梢蛇为血肉有情之品；防风、延胡索、独活、羌活散寒祛风，胜湿止痛；牛膝、狗脊归肾经，补肝肾，强腰膝，祛风胜湿；肉桂助阳散寒止痛；白芍、甘草缓急止痛；熟地黄补血益精，滋肾。

二、气滞血瘀腰痛

李某，女，39 岁。2008 年 7 月 20 日。

症见腰部刺痛，向双下肢放射，时轻时重，拒按，腰部不能旋转，痛处拒按，舌质黯，苔薄白，脉沉。

中医诊断：腰痛（气滞血瘀）。

法则：行气活血、化瘀通络。

方药：身痛逐瘀汤加减。

桃仁 15g，红花 10g，当归 15g，川芎 15g，没药 7g，地龙 15g，五灵脂 10g，香附 15g，怀牛膝 15g，羌活 10g，土鳖虫 10g，熟地黄 20g，秦艽 15g，生川断 30g。

患者服药 10 剂后，腰痛明显减轻，活动自如。病久体虚，复诊加杜仲 15g，狗脊 15g，熟地黄 15g，继续服 7 剂，腰腿痛即止。

按语： 该证多由腰痹日久，经脉阻滞，气血运行不畅，致瘀血停聚所致。肝气郁滞，瘀血阻络，故见腰痛如刺，痛有定处。血瘀不散，实邪聚集，故拒按；血瘀气滞，经脉不通，而连及下肢；舌脉为气滞不畅，瘀血内结之征象。方中当归、桃仁、川芎、红花养血活血；没药、五灵脂、香附理气化瘀，消肿止痛；牛膝、土鳖虫、地龙疏利关节，疏通经络；川续断补肾强腰。诸药合用，行气活血，化瘀通络，则瘀散气畅，痛止。

三、肝肾阴虚腰痛

王某，男，32 岁。2009 年 4 月初诊。

症见腰痛，酸软无力，劳动则加重，双下肢酸痛，拘急，屈伸不利，睡眠欠佳，形体消瘦，舌质红，少苔，脉沉无力。

中医诊断：腰痛（肝肾阴虚）。

方药：自拟方。

生地黄 20g，狗脊 20g，山萸肉 15g，龟板胶 20g，鹿角胶 20g，菟丝子 20g，牛膝 15g，当归 15g，地龙 30g，乌梢蛇 20g，防风 15g，威灵仙 10g。

按语：肾主骨，为阴阳之本；肝主筋，主全身筋骨关节之屈伸。肝肾阴虚，水不涵木，筋骨失濡养，而腰者肾之府，故表现为腰部酸痛乏力，伴下肢酸痛，屈伸不利，遇劳则耗伤阴血更甚，故症状加剧。辨证属虚，阴虚内热则失眠，形体消瘦，舌脉为肝肾不足，阴虚内热之象。方中生地黄、狗脊、山萸肉、龟板胶填补真阴，育阴潜阳；菟丝子、鹿角胶峻补精血；牛膝、狗脊补肾壮腰；当归养血；防风、威灵仙祛风胜湿止痛；地龙、乌梢蛇合用，在方中起到熄风止痛，通络的作用。诸药合用，滋补肝肾，填精益髓，有强壮筋骨之效。

热罨包的临床应用

中药热罨包是传统罨包疗法的继承与发展，在皮肤科与骨伤科疾病的治疗上均有较好的疗效。此法集塌法、熨法、熏法三种外治法的精粹，且费用低廉，用法灵活多变，直接作用于患处，效果显著。通过研究热奄包的作用机制、所用中药、使用方法等，可在临床上更加灵活地应用这一安全性高、易于操作、价格低廉的方法。

陈某，男，农民，52 岁。2016 年 11 月 13 日初诊。

主诉：腰疼 4 个月，伴右下肢麻木 20 余天。

现病史：患者于 4 个月前腰部无明显诱因出现疼痛伴右下肢麻木 20 余天，无法缓解，遂来院就诊。门诊以"L_{4-5} 椎间盘突出"收入院治疗。查体：T 36.3 ℃，BP130/80mmHg。腰部无明显肿胀，第 4、5 腰椎正中及右侧椎体旁 1.0cm 处压痛（＋），叩击痛（＋），向右下肢放射至右小腿后侧；直腿抬高实验：右 45°（＋），加强实验（＋），右小腿及足前外侧皮肤感觉迟钝，右膝腱反射弱，右跗趾背伸肌力弱。

中医诊断：腰痛。

西医诊断：L_{4-5} 椎间盘突出症。

治疗：活血通络，散寒止痛，补益肝肾，对症治疗。

热奄包方药：伸筋草 30g，透骨草 30g，乳香 15g，没药 15g，川乌 10g，草乌 10g，羌活 15g，独活 15g，红花 15g，当归 15g，威灵仙 30g，路路通 30g，延胡索 15g，鸡血藤 15g，花椒 10g，桂枝 10g，艾叶 20g，防风 10g。

二诊：腰部无明显肿胀，第 4、5 腰椎正中及右侧椎体旁 1.0cm 处压痛（＋），叩击痛（＋），向右下肢放射至右小腿后侧；直腿抬高实验：右 45°（＋），加强实验（＋），右小腿及足前外侧皮肤感觉迟钝，右膝腱反射弱，右踇趾背伸肌力弱。守法继调。

三诊：腰部无明显肿胀，第 4、5 腰椎正中及左侧椎旁 1.0cm 处压痛（＋），叩击痛（＋），向右下肢放射至右小腿后侧；直腿抬高实验：左 60°（＋），加强实验（＋），右小腿及足前外侧皮肤感觉迟钝，右膝腱反射弱，右踇趾背伸肌力弱。守法继调。

四诊：腰部无明显肿胀，第 4、5 腰椎正中及右侧椎旁 1.0cm 处压痛减轻，叩击痛减轻，向右下肢放射至右小腿后侧；直腿抬高实验：右 70°，加强实验（＋），右小腿及足前外侧皮肤感觉迟钝，右膝腱反射弱，右踇趾背伸肌力弱。守法继调。

五诊：腰部无明显肿胀，第 4、5 腰椎正中及右侧椎体旁 1.0cm 处无明显压痛，叩击痛减轻，向右下肢放射至右小腿后侧；直腿抬高实验：右 80°，加强实验（＋），右小腿及足前外侧皮肤感觉良好，右踇趾背伸肌力弱。守法继调。

按语：腰椎间盘突出症属于祖国医学"腰痛""痹证"范畴。《素问·刺腰痛》曰："衡络之脉，令人腰痛，不可俯仰，仰则恐仆，得之举重伤腰。"《素问·痹论》云："风寒湿三气杂至，合而为痹也。""风寒湿邪留于筋骨，则疼痛难已。"其病变部位主要在腰，筋脉拘急而痛，痛及腰腿。腰为肾之府，肾主骨，肝主筋。其病机为肝肾不足，正气亏虚，以风、寒、湿三邪入侵机体为主，致经脉闭阻，气血瘀滞而发痛。治疗当以补益肝肾，活血化瘀，散寒止痛为原则。《医宗金鉴》中便记载用熨包法治疗痹证。以此为基础，在崔国强主任医师的指导下，临床上采用自制的热熨包，以川乌、草乌、羌活、独活、防风散寒除湿，祛风通络；乳香、没药、红花、当归、延胡索、鸡血藤行气活血，散瘀通脉；威灵仙、路路通、花椒祛风除湿，温中止痛；伸筋草、透骨草、桂枝、艾叶为引经药，通达四肢阳气，温经活络，舒筋除痹；再配以粗盐促进药效的扩散、渗透。外用 TDP 神灯照射，可促进微循环，加强新陈代谢，调节离子浓度，还可使病位皮肤毛孔在温热效应下大开，有利于吸收药物有效成分。

颈痹治验一则

刘某，68 岁，男。2012 年 10 日 15 日初诊。

主诉：颈部受伤 20 天。

现病史：患者车祸撞伤头颈部，因家庭贫困而在家自行治疗，伤后 20 天来院就诊。症见肩背部痉挛，双上肢麻木，步态不稳，四肢周身拘急，夜间加重，形体消瘦，舌质黯红，脉沉细。

中医诊断：颈痹（气血瘀滞）。

西医诊断：颈部外伤，第 5、6 颈椎间盘突出。

治则：活血祛瘀，通络止痛。

方药：血府逐瘀汤加减。

当归 15g，桃仁 10g，红花 10g，川芎 10g，赤芍 15g，生地黄 20g，地龙 20g，乌梢蛇 15g，龟板 15g，鹿角胶 15g，狗脊 15g，牛膝 20g。

病人口服中药 2 周后复诊，颈肩部疼痛减轻，行走平稳。继续服药三周，上述症状明显改善，不用家人陪护便可自行坐车来院复诊。

按语：患者由于外伤使颈部受伤，门诊行颈段 MRI 检查显示第 5、6 颈椎间盘突出，硬膜囊受压，颈椎管狭窄。由于患者身体状态不佳，不宜手术治疗，故采取中医中药保守治疗。

本病主要是因外伤而导致颈痹，气滞血瘀，经络闭阻，导致四肢周身拘急，瘀血停滞而疼痛夜重，舌脉均是气滞血瘀之候。方中桃仁、红花、川芎、赤芍活血祛瘀，配当归、生地黄活血、养血，加地龙、乌梢蛇通络祛瘀，使瘀血祛而新血生；牛膝、狗脊归肾经，补肝肾，强筋骨，且牛膝引药下行，引血下行。全方共奏活血化瘀散结通络之效。本方针对瘀血阻络的病机关键，通过辨证，加强治疗，疗效显著。

膝痹治验两则

一、湿热痹阻

刘某，女，48 岁。2015 年 11 月初诊。

症见双膝关节肿胀，灼热疼痛，屈伸不利，伴双腿麻木，按之濡软，舌质淡红，苔黄腻，脉滑数。

中医诊断：膝痹（湿热痹阻）。

治法：清热化湿，通络除痹。

方药：自拟方。

乌梢蛇 15g，地龙 15g，苍术 15g，黄柏 15g，牛膝 20g，狗脊 15g，当归 15g，熟地黄 20g，薏苡仁 20g，秦艽 15g，防风 15g，独活 15g，羌活 10g，草薢 15g。7 剂，日 1 剂，水煎服。

二诊：病人服药 7 剂后关节肿痛减轻，守法继调。

三诊：继服 7 剂，诸症消退，双膝屈伸自如。为巩固疗效，加服 7 剂。

按语：本病由于病邪深入软骨、经络，郁而化热，热壅湿阻，流注关节，则关节局部红、肿、热、痛，屈伸活动明显受限，关节肿痛加重。方中乌梢蛇、地龙通络祛风，病邪稽留经络，以通络为先；黄柏苦寒，清下焦湿热，配苍术燥湿，一清一燥；牛膝逐瘀通络；腰为肾之府，腿为肾之苗，加狗脊强腰膝，祛风湿；防风祛风止痛；秦艽祛风而不燥，为祛风之润剂；独活辛散，苦燥，祛湿痹，与羌活配伍，增强祛风止痛疗效。诸药合用，使热势壅滞，湿盛阳微，湿郁热伏的病证及时得到治疗，截断邪滞深处的枢机。

二、肝肾阴虚

李某，女，68 岁。2015 年 11 月 16 日初诊。

症见双膝关节肿大、微热，活动时疼痛加重，跛行，手足心热，午后尤甚，口干，形体消瘦，舌红，少苔，脉细数。膝关节 X 线片示：关节间隙无明显改变，髁间隆起变尖，关节退变。查体：膝关节触痛（+），浮髌实验（＋），髌上囊积液。

中医诊断：膝痹（肝肾阴虚）。

治法：滋补肝肾，养阴止痛。

方药：自拟方。

地龙 20g，熟地黄 30g，山药 15g，薏苡仁 20g，山茱萸 15g，枸杞子 15g，菟丝子 15g，怀牛膝 15g，鹿角胶 15g，龟板胶 15g，防风 15g，延胡索 15g，独活 15g。

患者服中药 15 剂后复诊，关节肿痛明显好转，屈伸疼痛减轻，缓步行走，口干不渴。继服 10 剂复诊，膝关节疼痛已消，行走自如，自行来医院复诊。

按语： 膝痹因病久体虚，肝肾受损，阳损及阴，肾阴不足，精髓不充，肝阴不足，筋失所养，阴寒之邪深袭，凝损筋骨，郁久化热，耗伤阴液。方中地龙通络祛风，抑肝阳上亢；重用熟地黄，甘温补肾，以培真阴；山药、薏苡仁补肝滋肾，利湿，使关节肿胀得消，补肝肾之阴；山茱萸、枸杞子合地黄，增强补肾阴之功；菟丝子、怀牛膝补肝肾，强筋骨；鹿角胶、龟板胶滋阴益肾，二药合用，培阴潜阳，峻补精血；防风、延胡索、独活祛风止痛。诸药合用，补真阴，制虚火，对稳定病情，治愈疾病有重要的意义。

悬饮治验一则

张某，男，42 岁。2016 年 3 月 21 日初诊。

现病史：患者因车祸胸部外伤收入院治疗，查体可见左胸疼痛，咳嗽、呼吸时加重，气急胸闷。舌质黯，苔薄白，脉弦紧。X线片示：左侧第 5、6、7 肋骨骨折，左肋膈角消失，左侧第 8 肋以下胸腔被密度均等的液体阴影覆盖。

中医诊断：肋骨骨折；悬饮（气滞血瘀）。

西医诊断：肋骨骨折合并血气胸。

治则：活血化瘀，理气止痛。

方药：血府逐瘀汤加味。

地龙 20g，当归 15g，生地黄 15g，桃仁 20g，红花 15g，枳壳 10g，桔梗 15g，赤芍 15g，柴胡 10g，甘草 15g，川芎 15g，牛膝 15g，鱼腥草 20g。每日 1 剂，水煎服。

连服 15 剂后，患者胸闷痛明显减轻。一周后复查 X 线片示左肋膈角变钝；三周后临床症状基本消失，X 线片示左肋膈角清晰，未见胸膜增厚，骨折对位良好，断面模糊，治愈出院。

按语：患者因车祸导致多发肋骨骨折合并血气胸，因而住院治疗，行肋骨带固定等对症治疗。血气胸是胸部创伤最常见的并发症，治疗一般以胸腔穿刺及胸腔闭式引流为主，配合抗炎雾化吸入等对症治疗，但一些患者胸腔积液部分凝固及包裹，往往穿刺引流效果不佳，而胸腔积液吸收需很长一段时间，吸收过程中纤维素渗出，血凝块机化，使胸腔增厚，肋膈角模糊，肺与胸膜产生粘连。少数患者最终需要胸腔闭式引流术或胸腔显微剥离术。

血府逐瘀汤加味有活血化瘀，理气止痛的功效。方中地龙通络止痛，增强桃仁、红花、川芎、赤芍的活血祛瘀作用；当归、生地黄活血养血，使瘀血去而又不伤血；牛膝、枳壳其性下降，既能引瘀下行，又能与桔梗、柴胡相配伍，理气散瘀，体现了升降结合的治疗特点，在活血祛瘀中兼有补养、扶正之意，祛邪而不伤正。

胸部损伤治验一则

岳某，男，42 岁。2014 年 10 月 15 日初诊。

现病史：患者 7 天前胸部被车撞伤，在当地村医处静脉滴注抗生素、丹参注射液不见好转，遂来院治疗。现胸痛，呼吸受限，夜间加重，左胸乳房肿胀而不硬，随情绪波动加重，舌质暗红，脉弦。胸部 CT 示：肋骨无骨折，无血气胸。

诊断：胸部损伤（气滞血瘀）。

方药：血府逐瘀汤加减。

桃仁15g，红花10g，生地黄15g，当归15g，桂枝15g，枳壳10g，赤芍15g，牛膝20g，川芎10g，柴胡15g，生甘草10g，香附15g，延胡索15g，地龙15g，水蛭10g。7剂，日1剂，水煎服。

复诊，上方服7剂后胸部疼痛明显减轻，继服7剂痊愈。

按语：患者被车撞伤胸部，根据患者病情，中医辨证四诊合参，给予血府逐瘀汤加减治疗。

方中地龙、水蛭合用通络祛瘀，水蛭祛瘀而不伤新血，瘀血去，新血生；桃仁、红花、川芎、赤芍活血化瘀，川芎为血中之气药，可上行，亦可下降，凡有瘀之处载药即至；当归、香附活血养血，使瘀去而又不伤正；牛膝、枳壳引药下行，引血下行，引瘀下行，与桂枝、柴胡相配伍，理气散瘀，体现了升降结合的治疗特点。本方配伍严谨，乃王清任创制的活血化瘀五大名方之一，编者在临床实践中一直应用尝试，在骨折、软组织损伤的治疗上都取得了满意的疗效。

恶脉治验一则

曲某，男，48 岁。2014 年 8 月 20 日初诊。

患者因车祸致左股骨干开放性骨折住院治疗，完成术前各项检查后行手术治疗，术后抗感染，预防性抗栓治疗 7 天后，左下肢胀痛以小腿为著，颜色紫红，漫延至膝关节上，夜间疼痛加重，舌质红，脉弦紧。查体：心率 80 次 / 分，节律规整，双肺呼吸音清晰，左下肢肿痛，以膝下为著。足、背动脉搏动良好，切口无红肿。左下肢动静脉彩超检查示：左下肢深静脉血栓，深部静脉炎。

中医诊断：恶脉（气血瘀阻）。

西医诊断：左下肢深静脉血栓。

治则：活血化瘀，通络止痛。

方药：身痛逐瘀汤加减。

地龙 15g，水蛭 5g，桃仁 10g，红花 10g，当归 15g，川芎 10g，没药 10g，甘草 15g，五灵脂 10g，香附 15g，牛膝 15g，羌活 10g，秦艽 15g。5 剂，日 1 剂，水煎服。

服 5 剂后肿胀渐消，继服 7 剂痊愈。

按语：编者认为本方活血行气化瘀解郁，活血化瘀效果显著，有一定抗栓作用，多年来将此方药作为骨科术前术后预防治疗深静脉血栓的要药。方中地龙、水蛭通络化瘀，止痛，祛瘀血不伤新血；桃仁、红花、当归、川芎活血祛瘀；没药、五灵脂活血止痛化瘀；甘草缓急止痛，调和诸药；香附理气止痛；牛膝化瘀，引瘀下行；羌活、秦艽祛风通经络，使瘀从表解。全方配方严谨，从里达表，使瘀祛络通，栓溶血安。

筋瘤治验一则

张某，女，48岁。2015年12月5日初诊。

主诉：小腿内侧肿痛1周。

患者因左下肢大隐静脉曲张合并浅表静脉炎收入院治疗。一周前因小腿内侧肿痛，在村医处静脉滴注抗生素，地塞米松湿敷局部，不见好转。左下肢小腿内侧静脉怒张，向大腿内上蔓延，如蛇形屈曲，小腿内侧疼痛，色暗红，瘙痒，瘀斑，肌肤灼热，胃纳可，大便成形，小便急黄，舌质黯，苔白，脉弦数。

中医诊断：筋瘤（气血瘀滞，湿热内感）。

西医诊断：下肢血栓静脉炎。

治则：活血化瘀，清热祛风。

方药：身痛逐瘀汤加味。

当归15g，桃仁10g，红花10g，薏苡仁20g，地肤子15g，牛膝15g，秦艽15g，羌活10g，香附15g，地龙20g，水蛭6g。7剂，日1剂，水煎服。

复诊：服7剂，痛消痒止。继服5剂，皮肤颜色恢复，待手术治疗。

按语： 下肢血栓静脉炎是由各种不同原因造成患肢静脉壁损伤，血液呈高凝状态，使血流缓慢，凝聚在静脉，造成血管内膜损伤加剧，刺激静脉引发静脉炎，属中医"筋瘤"范畴。明代《外科正宗》将其描述为"筋瘤者，坚而色紫，垒垒青筋，盘曲甚者结若蚯蚓"。中医认为，本病是由于气血虚弱，湿热内侵，气血运行不畅，气滞血瘀，脉络失去滋养，湿热之邪乘机阻滞经络，导致气血瘀滞，脉络不通。方选身痛逐瘀汤加味治疗。方中当归、桃仁、红花活血通络；薏苡仁、地肤子清热燥湿，健脾利水；牛膝引血下行，引药下行，引瘀下行；秦艽、羌活通络祛风；香附理气止痒；地龙、水蛭通络祛瘀，使瘀血去新血安。身痛逐瘀汤加味是编者以微创激光治疗大隐静脉曲张术前、术后必服中药。术前预防，术后抗栓，疗效确切。

脾心痛（胰腺炎）治验一则

刘某，女，43 岁。2014 年 8 月 15 日初诊。

主诉：上腹部疼痛，两肋胀痛，不能进食。

现病史：患者 2 个月前因急性胰腺炎在吉林大学三院住院治疗，住院二周后尿淀粉正常而出院，回家后进流食。近日上腹部疼痛，两胁胀痛，不能进食。上腹部胀痛，时有呃逆，口苦，寒热往来，进食后上腹部疼痛加剧，进流食 2 个月，舌质淡红，苔薄白，脉弦数。上腹 MRI 示：胰尾部有 7cm×9cm 大小的囊性肿物，血尿淀粉酶正常。

中医诊断：脾心痛（肝郁气滞）。

西医诊断：胰腺炎恢复期。

治则：疏肝行气，活血止痛。

方药：柴胡疏肝散加味。

柴胡 15g，陈皮 15g，川芎 10g，香附 10g，枳壳 15g，白芍 20g，炙甘草 10g，三棱 10g，莪术 10g，鳖甲 20g，山楂 15g，神曲 15g，党参 20g。7 剂，日 1 剂，水煎服。

二诊：上腹胀痛减轻，无呃逆，正常半流食。守法继调，继服 10 剂。

三诊：腹不胀，精神状态佳，再服 10 剂。

四诊：复查 MRI 示胰尾囊肿消失。

按语：胰腺炎的恢复期，因长期进食不佳，营养失调，胰腺周围渗出形成假性囊肿。中医辨证为脾心痛（肝郁气滞）。以往中医治疗多用清胰汤、龙胆疏肝汤，编者多年来治疗胰腺炎恢复期胰尾部形成假性囊肿，首选方剂柴胡疏肝散加味。方中柴胡和肝解郁，调理气机；香附、白芍和肝解郁；陈皮、枳壳行气导滞；川芎理气活血止痛，配鳖甲散结消痞；三棱、莪术破血祛瘀，消积止痛；山楂、神曲化瘀消食积；党参扶正祛邪。该方化瘀散结，行气止痛，现代医学无药可替代。

血府逐瘀汤的临床应用（异病同治）

一、血管神经性头痛

陈某，女，38 岁。2015 年 3 月 8 日初诊。

主诉：头痛 10 余年，右侧头痛刺痛 2 日。

现病史：患者发作性头痛 10 余年，起初每年发作数次，口服止痛药尚能缓解。近几年来每次情况不等，气候变化或经期则会出现周期性发作，每次持续1~3日，头疼如劈，口服止痛药不能缓解，多次医治无效，遂来院治疗。

现症见：右侧头痛，痛如针刺，固定不移2日。面色苍白，倦怠乏力，双眉紧锁，呻吟不已，时欲恶心，愁苦痛容。舌质红，苔薄白，舌边有紫色暗点，舌下青筋显露，脉弦涩。查脑电图示轻度异常。

中医诊断：头痛（气机不利，瘀血阻窍）。

西医诊断：血管神经性头痛。

治则：行气活血，化瘀止痛。

方药：血府逐瘀汤加减。

当归、生地黄、川芎各15g，赤芍、川牛膝、炒枳壳、桔梗、柴胡、天麻、白僵蚕、甘草各10g，全蝎6g，蜈蚣1条。3剂，日1剂，水煎，分3次口服。

二诊：服上方后右侧头痛缓解，恶心止，精神好转，舌脉同前。效不更方，原方再服5剂。

三诊：舌脉基本正常，在上方基础上适当化裁，取5剂维持。

四诊：诉右侧头痛止，复查脑电图正常。继以杞菊地黄汤和补肝汤加减秘制为丸，每日早晚各服6g，滋肾柔肝，养血和营，以善后。随访两年，未再发作。

按语： 本例辨证属瘀血头痛，先以血府逐瘀汤加白僵蚕、蜈蚣、全蝎、天麻等，活血化瘀，熄风通络。待症状消失，舌脉复常，再予滋肾柔肝、养血和营之品，以善其后，做到攻不伤正，补不留邪。

二、胸痹（心绞痛）

辛某，女，46岁。

主诉：心前区阵发性疼痛1周。

现病史：患者1周前因家事困扰，工作劳惫，出现心前区阵发性疼痛，痛甚，时常牵引右肩。西医诊断为"心绞痛"，每次发作含服硝酸甘油能暂时缓解。诊见：患者形体肥胖，自感胸闷，咯痰，气短，心慌，心烦意乱。舌质淡暗，舌面有瘀点，苔白腻，脉结代。查体：血压140/90mmHg。心电图示：窦性心律，窦性期前收缩。甘油三酯偏高。

中医诊断：胸痹（气滞血瘀，心脉瘀阻，兼挟痰浊）。

西医诊断：心绞痛。

治则：益气活血，化瘀祛痰。

方药：血府逐瘀汤加减。

当归、山楂各15g，川芎、赤芍、桃仁、丹参、川牛膝、降香、瓜蒌仁、薤白、半夏、炒枳实、生甘草各10g，桂枝、红花各6g。3剂，日1剂，水煎服，分3次服。

二诊：心前区疼痛及胸闷减轻，痰已咳出，舌质红润。守上方 5 剂，水煎服。

三诊：胸痛止，胸闷缓解，心悸平，舌质红，苔薄白，舌面瘀斑消退，脉和缓。依上方先服 20 剂，症状消失，查心电图、血脂正常。后以天王补心丹、保元汤加山楂、制首乌等研末为丸善后。随访年余未发。

按语：《灵枢·经脉》曰："手少阴气绝，则脉不通，脉不通则血不通。"本例患者由于思虑气结，失于疏泄，气病及血，久则导致脏腑功能失调，气滞血瘀痰凝，心脉痹阻，从而形成本病之证。急则治标，以行气、活血、祛痰之品，以攻邪；缓则治本，以补气益阴，活血宁心之品，固本善后。

补阳还五汤的临床应用（异病同治）

补阳还五汤是王清任在《医林改错》中用来治疗半身不遂的方剂，其明确指出元气亏损是半身不遂的本源，同时认为气虚较血瘀多见，血瘀多由气虚所致，故治疗上根据《素问·阴阳应象大论》"血实者宜决之，气虚者宜掣引"的治则，创立补气治血法，使周身之气通而不滞，活而不瘀，气通血治，何患疾病不除。补阳还五汤方中以补气之黄芪配伍活血之当归尾、桃仁、红花、赤芍、地龙，体现了以补气活血、通络之法治疗气虚血瘀之证。

补阳还五汤在古代和现代主要治疗中风气虚血瘀之证，症见半身不遂，口眼歪斜，言语謇涩，口角流涎，小便频数，或遗尿失禁，舌暗淡，苔白，脉缓无力。王清任认为以上症状主要是元气亏虚所致，瘀血只是气虚产生的病理产物。在王清任看来，中风病虽有瘀血阻滞的因素，但仍以气虚为主，该方的主要功用为补气、活血、通络。

根据古人的总结和该方功用，编者把这一方剂用于治疗颈痹（气血两虚证兼肝肾不足）。

1. 项痹

李某，女，72岁。

患者颈肩部疼痛，麻木，向手臂放射，四肢无力，以左侧为著，行走蹒跚，腰膝酸软，形体消瘦，小便淋沥，舌质暗淡，少苔，脉弦细无力。颈部 MRI 示：C_{5-6}、C_{6-7} 椎间盘突出，颈椎管狭窄。

中医诊断：项痹（气虚血瘀，肝肾不足）。

西医诊断：C_{5-6}、C_{6-7} 颈椎间盘突出（颈椎管狭窄）。

治法：补气，活血，通络，补益肝肾。

方药：补阳还五汤加减。

黄芪 50g、当归 10g、川芎 10g、桃仁 10g、红花 10g、赤芍 15g、地龙 15g、熟地黄 20g、龟板 15g、山萸肉 15g。7 剂，日 1 剂，水煎服，早晚分服。

复诊：服上方 7 剂后症状明显减轻，继服 7 剂。

三诊：颈肩痛消失，随意行走。为巩固疗效，继服 7 剂。

按语： 患者年高体虚，元气不足，久病劳损，以致气血虚弱，气虚日久，而致血瘀，不能濡养经筋，营行不利，相搏而痛。肝肾亏虚，筋骨失健，筋驰骨痿，行走蹒跚，腰膝酸软，形体消瘦。小便淋沥，舌质暗淡，少苔，脉弦细无力，均为气血两虚，肝肾不足之症。方中黄芪大补元气，当归、桃仁、红花、赤芍补气活血；地龙祛风通络，治疗痹痛肢体麻木；熟地黄滋阴补血，益精填髓；龟板、山萸萸补益肝肾。

2. 筋瘤（下肢大隐静脉曲张）

张某，女，76 岁。

症见右下肢静脉迂回盘绕成团状，自感沉重，日轻夜重，活动或站立时症状加重，舌质淡暗，脉缓弱。

中医诊断：筋瘤（气虚血瘀）。

西医诊断：下肢大隐静脉曲张。

治则：补气，活血，通络。

方药：补阳还五汤加减。

黄芪 60g，地龙 10g，桃仁 10g，红花 10g，川芎 10g，当归 20g，党参 15g，怀牛膝 5g，升麻 10g，赤芍 15g。10 剂，日 1 剂，水煎服，早晚分服。

复诊：静脉曲张基本消失，后改用血府逐瘀丸和补中益气丸巩固疗效。

按语：患者年高体弱不胜手术治疗，加之旧病体虚，元气亏损，气虚则血瘀，使周身之气运行不畅，故而出现上述症状。用此方补气活血、通络治之。

3. 胸痹

李某，男，48 岁。

症见心胸隐痛，痛有定处，心悸心慌，倦怠乏力，气短多汗，动则加重，下肢浮肿，少尿，舌淡稍暗，苔薄而润，脉虚缓。查心电图示：心肌缺血改变。

中医诊断：胸痹（心血瘀阻）。

西医诊断：冠心病。

治则：补气，活血，祛瘀。

方药：补阳还五汤加味。

黄芪 60g，地龙 15g，桃仁 15g，红花 15g，川芎 10g，当归 20g，赤芍 15g，五灵脂 15g，蒲黄 10g，党参 50g，炙甘草 20g，薤白 15g，茯苓皮 10g，桂枝 10g。7

剂，日 1 剂，水煎服，早晚分服。

　　服 7 剂来院复诊，上述症状减轻，继服 7 剂，复查心电图正常。

　　按语：本病因心气虚，无力鼓动血液运行，致心血瘀阻。方中黄芪大补脾胃之元气，使气旺以促进血行祛瘀，并助诸药之力；当归活血，有祛瘀不伤好血之妙；川芎、赤芍、桃仁、红花、五灵脂、蒲黄助当归活血祛瘀之力；地龙通经活络；党参、炙甘草补心气，扶正祛邪；薤白、桂枝温中通阳；茯苓皮利小便，使下肢浮肿得消。该方配伍，有补中益气，活血通络，祛瘀之效。

　　现代医学认为补阳还五汤通过降低胆固醇、甘油三酯的水平，降低血液黏度，增加心肌收缩力，改善心肌代谢、冠状动脉循环及微循环，并可扩张外周血管，降低外周阻力，减轻心脏负担，改善冠心病患者左室收缩和舒张功能，值得在临床上应用。

身痛逐瘀汤的临床应用

朱某，女，48 岁。2009 年 12 月 10 日初诊。

主诉：双指掌关节、指间关节疼痛 5 年余，变形 1 年。

现病史：患者 5 年前出现双指掌关节、指间关节疼痛，1 年前出现关节变形。经西药治疗后，病情仍不断发展，关节疼痛加重、变形，尤以双手指掌关节明显，晨起出现关节发僵，阴雨天及遇寒加重。舌淡红，有瘀斑，苔白腻，脉细涩。双手关节正位片提示类风湿关节炎改变。查类风湿性因子阳性，血沉 30mm/h。

中医诊断：痹症（久病入络，气滞血瘀）。

西医诊断：类风湿性关节炎。

方药：身痛逐瘀汤加减。

秦艽 15g，川芎 15g，桃仁 10g，红花 10g，没药 10g，五灵脂 12g，乳香 10g，地龙 12g，当归 12g，羌活 15g，独活 15g，延胡索 20g，伸筋草 30g，木瓜 20g，桑枝 30g，荜茇 30g，蜈蚣 4 条，海桐皮 15g。14 剂，日 1 剂，水煎服。

二诊：关节疼痛明显减轻，晨起关节僵亦有所改善。再服 14 剂。

三诊：关节疼痛基本消失，晨僵也不明显。嘱再服 30 剂，以巩固疗效。

按语： 历代医家认为，痹证是由风、寒、湿之气乘虚侵袭，引起肌肉或关节疼痛、肿大等。临床上主要分行痹、痛痹、着痹和热痹数种，治疗多以疏风、散寒、燥湿、清热等法。但王清任认为痹证用湿热发散药不愈，用利湿降火药无功，用滋阴药又不效者，是因风寒湿热之邪入于血脉，致使气血凝滞之故，所以提出逐瘀活血、通络祛瘀之法。编者据此把逐瘀活血与祛风除湿之法合用而获效。根据临床观察，身痛逐瘀汤不仅对上述疾病有显著的疗效，而且对其他痹证亦有良效。

后　记

崔国强主任医师和他的骨伤科

崔国强，男，中国共产党员，中医主任医师，现任洮南市中医院业务副院长，是洮南市中医院骨科学科带头人，参加中医临床工作三十余年，始终工作在临床第一线。其勤求古训，博采众长，做到继承中医不泥古，发展创新不离宗，应用、发展、传承中医外科、骨伤科技术是其宗旨。在临床实践中崔国强主任广泛应用中医传统方法整骨、疗伤。

中医手法整骨、小夹板外固定是骨伤科医生治疗骨伤的常用方法，也是崔国强的拿手绝活。在继承中医传统整骨的同时，他又结合现代医学，开展了复杂骨伤骨病的手术治疗，在临床工作中中西并重，两手齐抓，确实做到了传承中医不泥古，发展创新不离宗。

洮南市中医院骨伤科在崔国强主任的带领下，以中医中药治疗骨伤骨病为中心，抓特色为重点，在治疗股骨头坏死、腰椎间盘突出症、老年性骨质疏松症等疾病方面积累了丰富的经验，临床上收到满意的疗效，患者络绎不绝。他特别对腰椎间盘突症出做了深入研究，总结出独特的腰痛治疗方法，并获得省级科研课题成果，得到广大群众的赞扬。在中医治疗的基础上，崔国强启古纳今，传承创新，带领年轻的医生开展人工全髋关节置换、膝关节置换等各种复杂的骨科手术。其领导的骨伤科病区住院病人全院最多，门诊人次最多，床位使用率95%，中药使用率85%，远至内蒙古自治区、黑龙江省等地的患者都慕名而来。

洮南市中医院骨伤科于2003年被吉林省中医药管理局确定为"中医重点建设专科"，2013年被国家中医药管理局确定为"重点建设专科"，成长迅速，绩效可观。

崔国强精求医术，廉洁行医，恪守职业道德，多年来抢救骨伤病人无数，不论贵贱贫富，均一视同仁，精心救治，关照体贴，花最少的费用达到最佳的疗效。2009年崔国强被白城市卫生局授予"白城市名中医"，2009年12月被吉林省中医药管理局确定为吉林省第一批名老中医药专家学术经验继承指导老师，2014年12月被省中医药管理局授予"吉林省名中医"，2015年12月被国家中医药管理局授予"全国基层名老中医药专家传承工作室专家"，为培养下一代中医药人才做出了贡献。他多年来撰写省级、国家级论文10余篇，获省科技成果奖3项，而洮南市中医院骨伤科在其带领下，充分发挥中医骨伤专科优势，对疑难骨伤疾病能明确诊断和正确治疗。

崔国强时刻牢记"健康所系，性命相托"的神圣使命，心系患者，2008年他被评为"吉林省经济技术创新标兵"，同时荣获"五一劳动奖章"，2016年被白城市委评为"模范党员"。洮南市中医院骨伤科在他的带领下大胆探索，勇于创新，抓特色，上水平，充分发挥了中医中药的优势。而他以精湛的医技、高尚的医德，获得了当地广大人民群众的信任，慕名而来的患者越来越多，大大提高了洮南市中医院的知名度，使医院的医疗水平取得飞跃的发展，经济效益和社会效益双丰收，赢得了领导和当地广大人民群众的认可赞扬。